"十四五"国家重点出版物出版规划项目

国医大师李今庸医学全集

内经相关文献编研

李今庸 著

学苑出版社

图书在版编目（CIP）数据

内经相关文献编研/李今庸著. -- 北京：学苑出版社，2025.2. --（国医大师李今庸医学全集）.
ISBN 978-7-5077-7113-8

Ⅰ.R221

中国国家版本馆 CIP 数据核字第 2025G9T440 号

责任编辑：黄小龙
出版发行：学苑出版社
社　　址：北京市丰台区南方庄 2 号院 1 号楼
邮政编码：100079
网　　址：www.book001.com
电子邮箱：xueyuanpress@163.com
联系电话：010-67601101（营销部）、010-67603091（总编室）
印　刷　厂：北京兰星球彩色印刷有限公司
开本尺寸：710 mm×1000 mm　1/16
印　　张：12.5
字　　数：184 千字
版　　次：2025 年 2 月第 1 版
印　　次：2025 年 2 月第 1 次印刷
定　　价：88.00 元

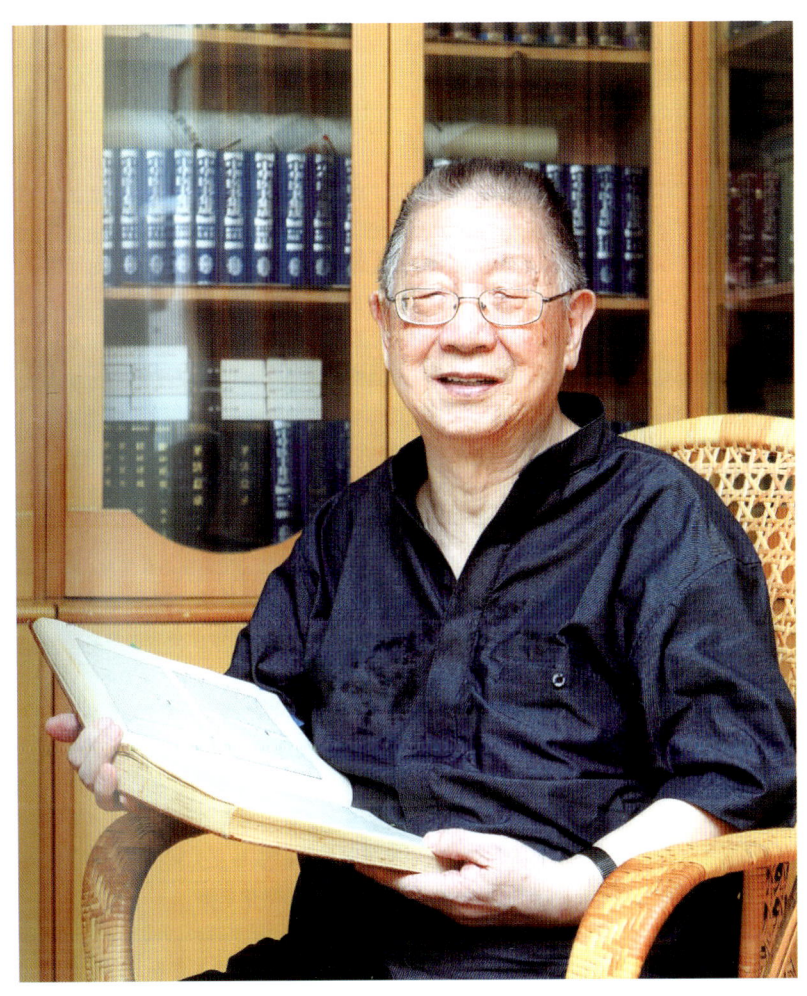

李今庸（1925年10月22日—2022年4月27日），湖北枣阳市人，当代著名中医学家，中医教育学家，湖北中医药大学终身教授，国医大师，国家中医药管理局评定的第一批全国老中医药专家学术经验继承工作指导老师。

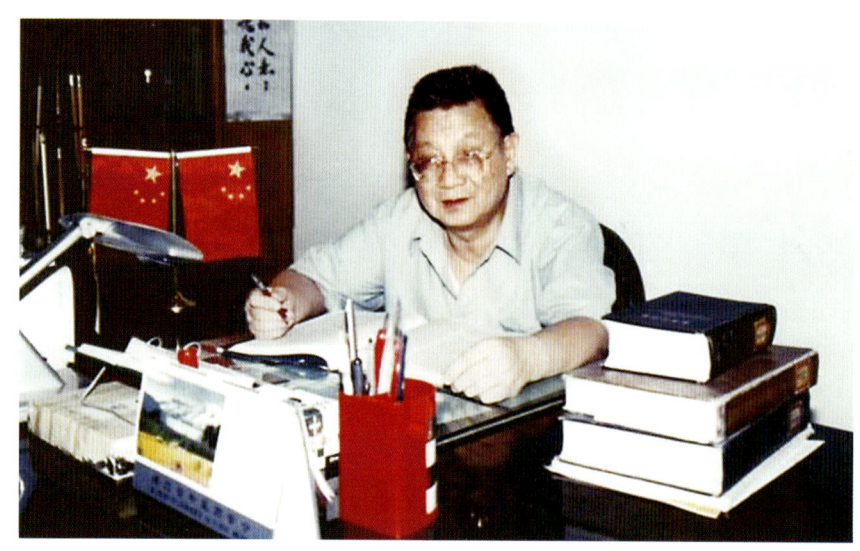

李今庸教授主持湖北省中医药学会工作20余年

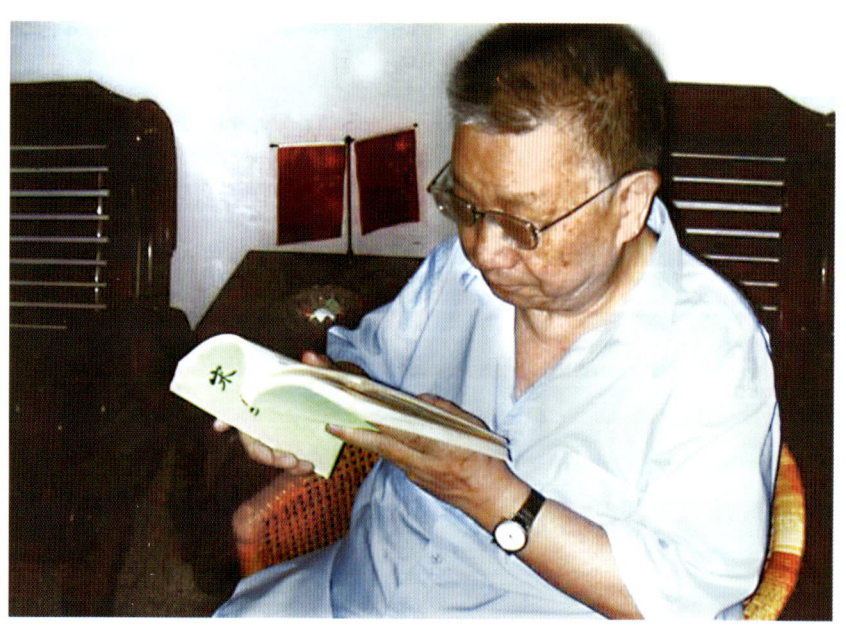

李今庸教授在研读史书

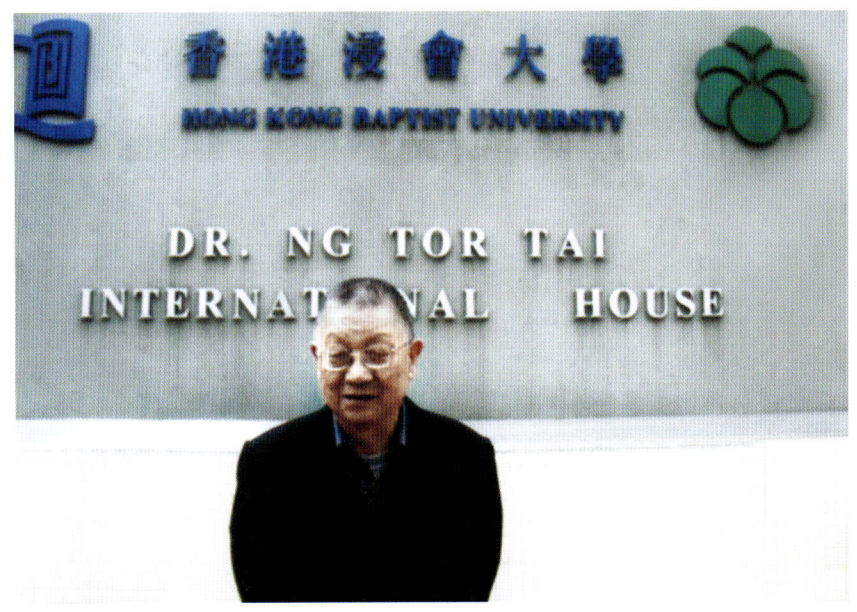

李今庸教授在香港浸会大学讲学期间留影

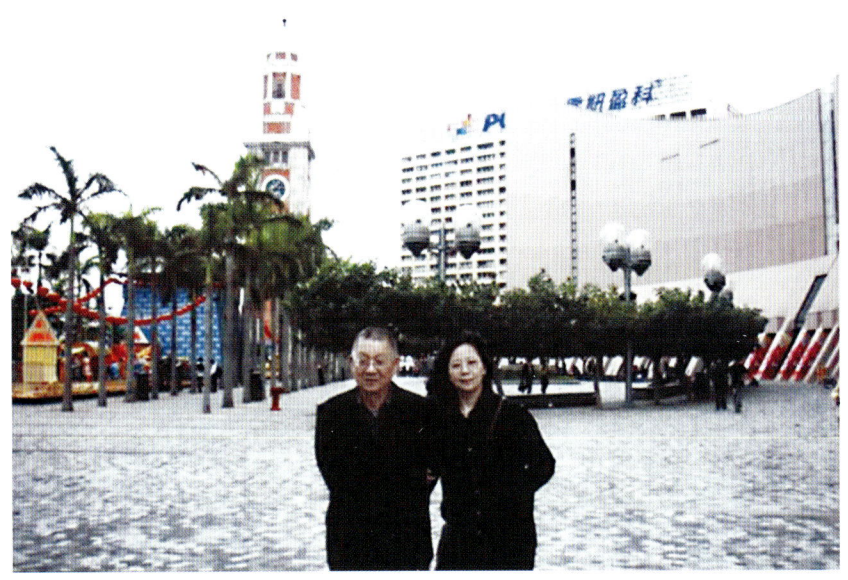

李今庸教授在香港讲学期间与女儿李琳合影

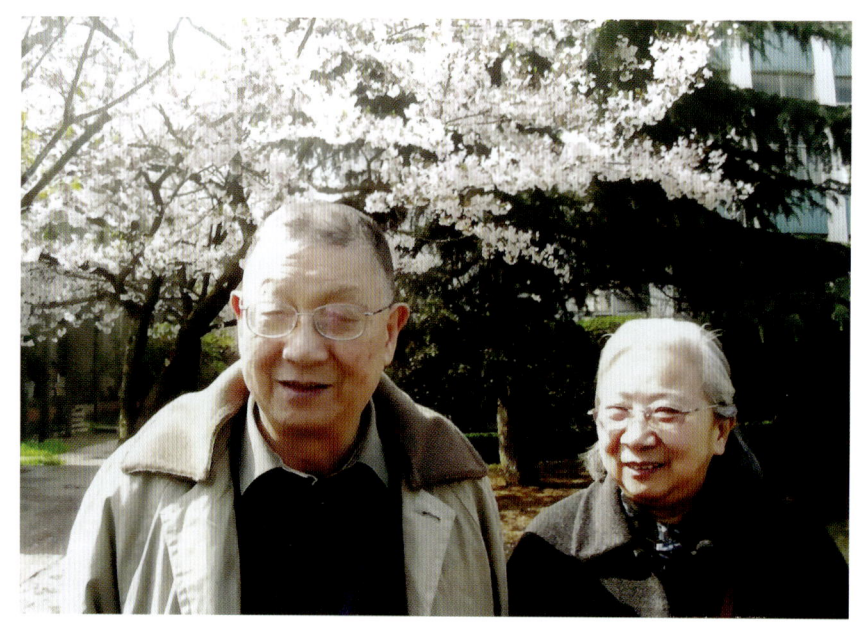

李今庸教授与夫人齐立秀合影

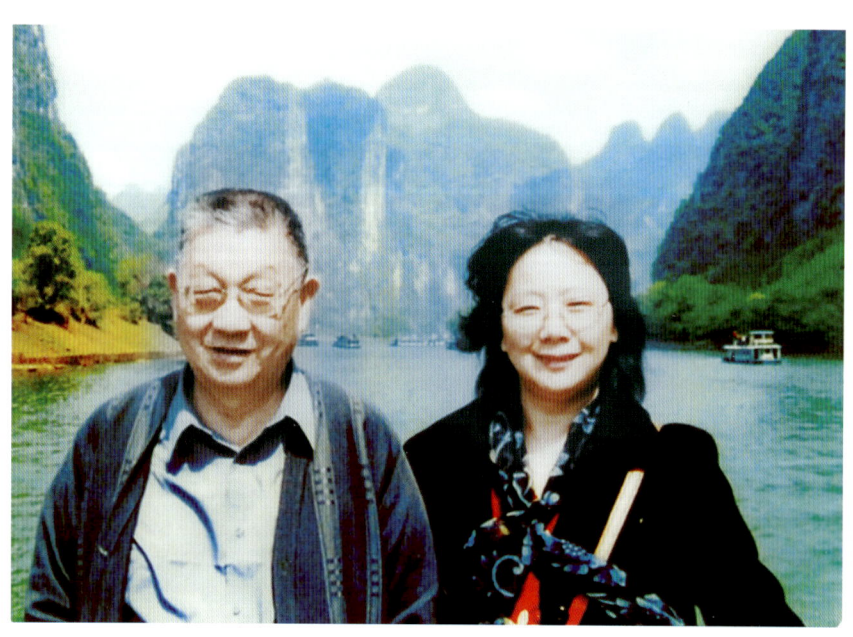

李今庸教授与女儿李琳合影

中国的长期封建社会中，创造了灿烂的古代文化。清理古代文化的发展过程，剔除其封建性的糟粕，吸收其民主性的精华，是发展民族新文化提高民族自信心的必要条件；但是决不能无批判地兼收并蓄。

摘自《新民主主义论》

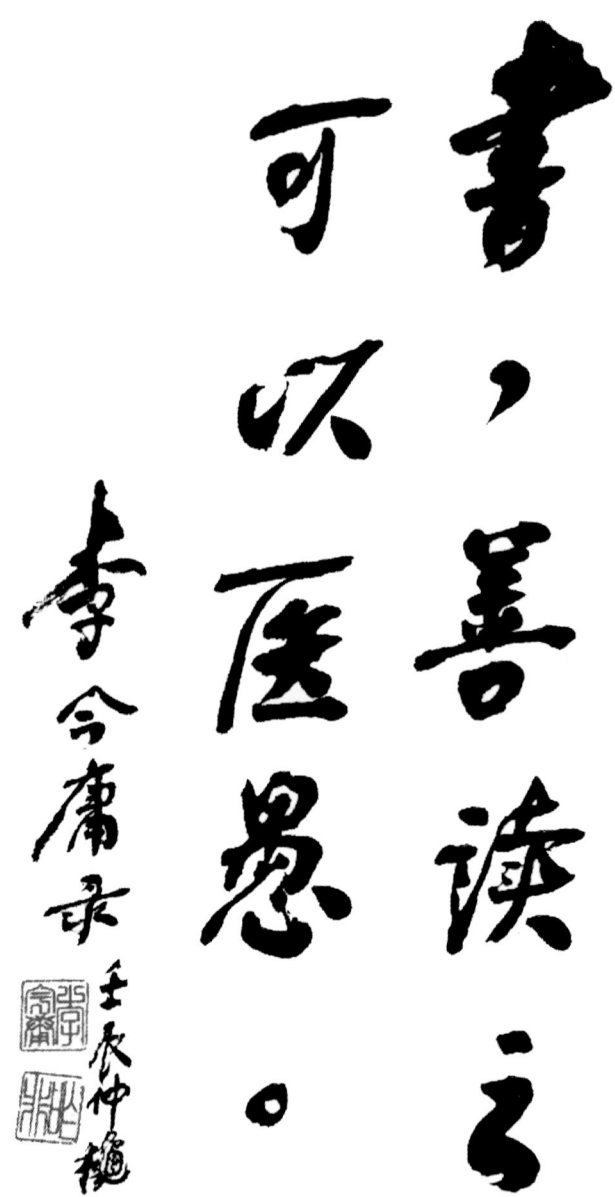

李今庸教授书法（二）

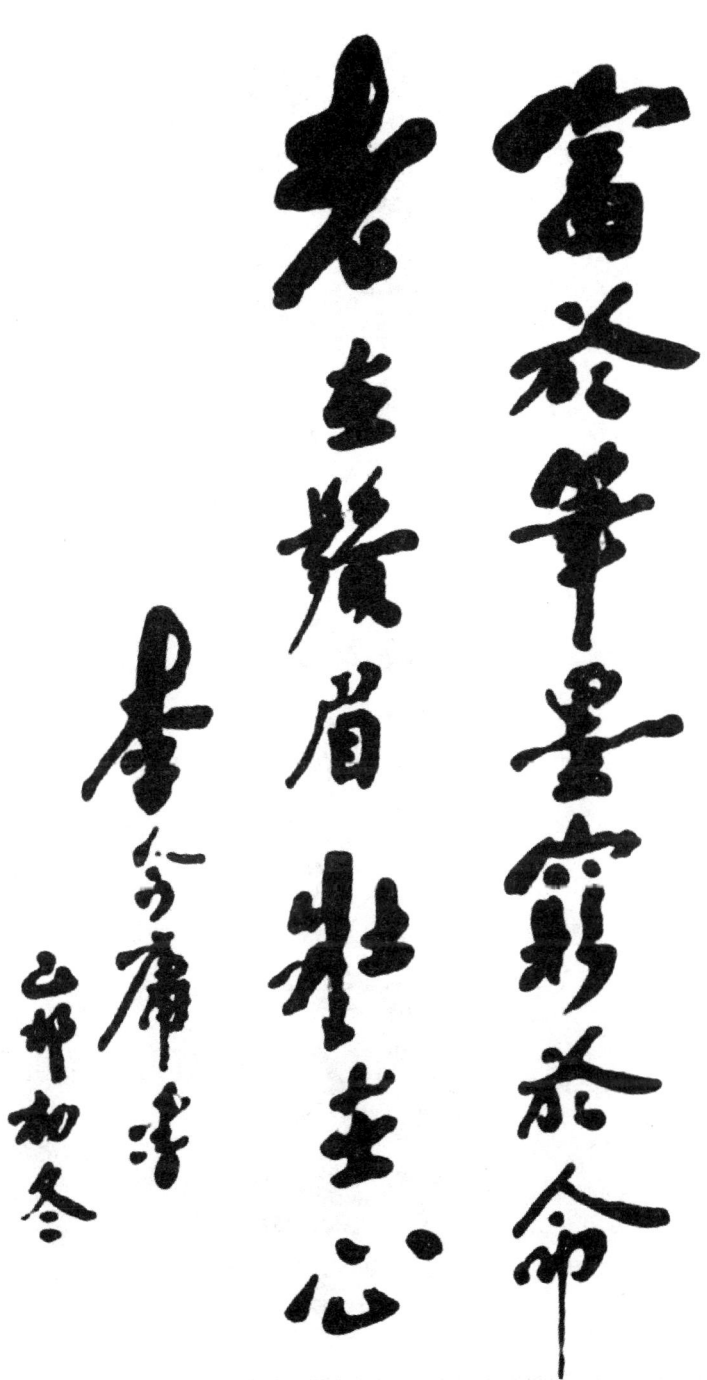

李今庸教授书法（三）

鞠躬尽职，岂能尽如人意；竭诚斯任，但求无愧我心。

李今庸教授书法（四）

通古博今研岐黄　精勤不倦育桃李
（代总序）

李今庸先生，字昨非，1925年出生于湖北省枣阳市唐家店镇一个世医之家。今庸之名取自《三字经》："中不偏，庸不易。"意为立定志向，矢志不移，永不改易。昨非，语出陶渊明《归去来兮辞》："实迷途其未远，觉今是而昨非。"含有不断修正自己错误认识的意思。书斋曰莲花书屋，义出周敦颐《爱莲说》："出淤泥而不染，濯清涟而不妖。"李今庸先生平生行止，诚如斯言。《孟子·滕文公章句上》说："舜何人也，予何人也，有为者亦若是。"他把这句话作为座右铭。

李今庸先生从医80载，执教62年，在漫长的医教研生涯中积累了宝贵的治学经验。其治学之道，建造了弟子成才的阶梯，是后学登堂入室的通途。听其教、守其道、恭其行者，多能登堂入室，攀登高峰。

博学强志　医教研优

李今庸先生7岁入私塾读书，开始攻读《论语》《孟子》《大学》《中庸》《礼记》等儒家经典，他博闻强志，日记千言，常过目成诵。1938年随父学医，兼修文学，先后研读《黄帝内经》《针灸甲乙经》《难经》《伤寒论》《金匮要略》《脉经》《诸病源候论》《千金要方》《千金翼方》《外台秘要》《神农本草经》等，随后其父又命其继续攻读历代各家论著和各科著作，并指导他阅读《毛诗序》《周易》《尚书》等书。对于《黄帝内经》，他大约只用了一年的时间，即将其内容烂熟于心。现在只要提到《黄帝内经》的某一内容，他都能不假思索明确无误地给你指出，本段内容是在《素问》或《灵枢》的某一篇，所以被人们誉为"《内经》王""活字典"。

1961年，时任湖北中医学院副院长的蒋立庵先生，将一本《江汉论坛》杂志给了李今庸先生。他认真阅读后，敏锐地意识到蒋老是希望他掌握校勘训诂学的知识，以便有效地研究整理古典医籍。从20世纪60年代初开始，他先后阅读了大量有关古代小学类书籍。通过认真阅读《说文解字》《说文解字注》《说文通训定声》《说文解字义证》《说文解字注笺》等，他对许学相当熟悉，又广泛阅读了雅学、韵书以及与小学有关的书籍。从此，他掌握了治学之道，并以此助推医教之道。

一般而言，做学问应具备三个条件：一为深厚的家学，二为名师指点，三为个人勤奋。这三点李今庸先生都具备了，所以先生才有了今天的成就。

李今庸先生在1987年到1999年间，先后被中国中医研究院（现中国中医科学院）研究生部、张仲景国医大学、长春中医学院（现长春中医药大学）等单位聘为客座教授和临床教授，为这些单位的中医药人才培养做出了贡献。1991年5月被确认为第一批全国老中医药专家学术经验继承工作指导老师，同年获国务院政府特殊津贴；1999年被中华中医药学会授予全国十大"国医楷模"称号；2002年获"中医药学术最高成就奖"；2006年获中华中医药学会"中医药传承特别贡献奖"；2011年被国家中医药管理局确定为全国名老中医药专家传承工作室建设项目专家；2013年1月被国家中医药管理局确定为首批中医药传承博士后合作导师，为国家培养中医药高层次人才。

校勘医典　著作等身

李今庸先生在治学上锲而不舍，勇攀高峰，正所谓"路漫漫其修远兮，吾将上下而求索"。他在20世纪60年代就步入了校勘医典这条漫长而又崎岖的治学之路。在这方面他着力最勤，费神最深，几乎是举毕生之力。他曾说道：首先要善于发现古书中的问题，然后对所发现的问题进行深入研究考证，并搜集大量的古代文献加以证实。当写成文章时，又必须考虑所选用文献的排列先后，使层次分明，说明透彻，让人易于读懂。如此每写一篇文章，头痛数日不已，然而他仍乐此不疲。虽是辛苦，然也获得了丰硕的成果。经一番整理后，不仅使这些古籍中的文字义理畅达，而且其医学理论也明白易晓，从而使千百年的疑窦涣然冰释，实有功于后学。

李今庸先生首创以治经学方法研究古典医籍。他将清朝乾嘉时期所兴起的治经学方法，引入到古医籍的研究整理之中。他依据训诂学、校勘学、音韵学、古文字学的基本原理，以及方言学、历史学、古文献学、考古学和历代避讳规律等相关知识，结合中医药学理论和临床实际经验，对古医书中的疑难问题进行了深入研究。对古医书中有问题的内容，则采用多者刈之、脱者补之、隐者彰之、错者正之、难者考之、疑者存之的方法，细心疏爬。他治学态度严谨，一言之取舍必有据，一说之弃留必合理。其研究所涉及的范围相当广泛，如《素问》《灵枢》《难经》《甲乙经》《太素》《伤寒论》《金匮要略》《神农本草经》《肘后方》《新修本草》《千金要方》《千金翼方》《马王堆汉墓帛书》以及周秦两汉典籍中有关医学的内容。每有得则笔之以文，其研究的千古疑难问题多达数百处。从20世纪50年代末至现在，他发表了诸如"析疑""揭疑""考释""考义"类文章200多篇。2008年，他在外地休养的时候，凭记忆又搜集了古医书中疑难之处88条；同时，还从《吕氏春秋》高诱训解的文字中，总结出声转可通的文字121例，其中部分内容现已整理成文，由此可见先生对古医籍疏爬之勤。

设帐杏坛　传道授业

李今庸先生执教已62个春秋，在中医教育学上，开创和建立了两门中医经典学科（《黄帝内经》《金匮要略》）。他先后长期系统性地给师资班、西学中班、本科生、研究生等各类不同层次学生讲授《金匮要略》《黄帝内经》《难经》及《中医学基础》等课程。自1978年开始，又在全国中医界率先开展《内经》专业研究生教育。同时，李今庸先生还担任北京中医两院（中国中医研究院、北京中医学院）研究生班《金匮要略》授课老师。1973年起，李今庸先生受邀赴原北京中医学院、原上海中医学院讲授《中医学基础》；1978年起，并先后赴辽宁、广西、上海等地的中医药院校讲授《黄帝内经》《金匮要略》等经典课程。

李今庸先生非常重视教材建设。1958年，他首先在原湖北中医学院筹建金匮（内科）教研组，并担任组长，其间独立编写了《金匮讲义》，作为本院本科专业使用。1963年独立编写了全国中医学院第二版试用教材《金匮要略讲义》，从而将《金匮》这一学科推向了全国；1973年，为适应社会上的需求，对该书稍作润色，作为全国中医学院第三版试用教材再版发行。1960年，担任《内经》教研组组长，独立编写了《医经选讲义》《内经讲义》（原文），供湖北中医学院本科专业使用；1961年，独立编写了《难经选读》《黄帝内经素问讲义》（原文），供湖北中医学院本科专业、西医学习中医班使用；1962年，独立编写了中医学院讲义《内经》（蓝本）；1963年，赴江西庐山参加了全国中医学院第二版试用教材《内经讲义》的审稿定稿。1974、1976年分别协编全国中医学院教材《中医学基础》；1977、1979年，主编《内经选编》《内经选读》，作为原湖北中医学院中医研究生班前期课程中的《内经》试用教材，并亦供中医本科专业使用，该教材受到全国《内经》教师的好评；1978年，参与编著高等中医药院校教学参考丛书《内经》；1982年主编高等中医药院校本科生、研究生两用教材《黄帝内经选读》，1987年为光明中医函授大学编写出版了《金匮要略讲解》。几十年来，李今庸先生为中医药院校教材建设，倾注了满腔心血。

李今庸先生注重师资队伍建设。先生在主持原湖北中医学院内经教研室工作时，非常重视对教师的培养。1981年，他在教研室提出了"知识非博不能返约，非深不能至精"的思想。他要求教师养成"读书习惯和写作习惯"。为配合教师读书方便，他在教研室创建了图书资料库室，收藏各类图书800余册，并随时对教师的学习情况进行督促检查。1983年，他组织主持教研室教师编写刊印了《黄帝内经索引》；同时，他又组织主持教研室教师编写了《新编黄帝内经纲目》，作为本院及部分兄弟院校《内经》专业研究生学位使用教材。通过编辑书籍及教学参考资料，提高教师的专业水平。在对教师的使用上，尽量做到人尽其才，才尽其用。通过十几年坚持不懈努力，现已培养出一批较高素质的中医药教师队伍。

在半个多世纪的中医药教学生涯中，先生主张择人而教、因材施教，注重传授真知和问答教学。他要求学生学习中医时必须树立辩证唯物主义和历史唯物主义思维方式，将不同时代形成的医学著作和理论体系置于特定历史时代背景中研究，重视经典著作教学和学生临床实践。1962年，先生辅导高级西医离职学习中医班集体写作《从藏府学说看祖国医学的理论体系》一文，全文刊登于《光明日报》，并被《人民日报》摘要登载、《中医杂志》全文收载，在全国产生了很大影响。

扎根一线　累起沉疴

李今庸先生在80年的医疗实践中,形成了独特的医疗风格、完整的临床医学思想,积累了大量的临床经验。其一,形成了完整的临床医学指导思想,即坚持辩证历史唯物主义思想指导下的"辨证论治";其二,独创个人临床医疗经验病证证型治疗分类580余种,著有《李今庸临床经验辑要》《中国百年百名中医临床家丛书·李今庸》《李今庸医案医论精华》等临床著作。

李今庸先生通晓中医内外妇儿及五官各科,尤长于治疗内科和妇科疾病。在80年的临床实践中,他在内伤杂病的补泻运用上形成了自己独特的风格,即泻重痰瘀,补主脾肾。脾肾两藏,一为后天之本,一为先天之本,是人体精气的主要来源。二藏荣则一身俱荣,二藏损则一身俱损。因此,在治虚损证时,补主脾肾。在临床运用中,具体又有所侧重,小儿重脾胃,老人重脾肾,妇女重肝肾。慢性久病,津血易滞,痰瘀易生,痰瘀互结互病,易成窠囊。他对于此类病证的治疗是泻重痰瘀,或治其痰,或泻其瘀,或痰瘀同治。他临床经验丰富,辨证准确,用药精良,常出奇兵以制胜,其经验可见于《国医大师李今庸医学全集》中。

李今庸先生非常强调临床实践对理论的依赖性,他常说:"治病如同打仗一样,没有一定的医学理论做指导,就不可能进行正确的医疗活动。"如1954年长江流域发大水,遭受特大洪涝灾害之时,奔赴一线的李今庸"抗洪抢险防病治病"工作队,以中医理论为指导,运用中药枯矾等,成功控制住了即将暴发的急性传染性消化道疾病;再如一壮年男子,突发前阴上缩,疼痛难忍,呼叫不已,李今庸先生据《素问·厥论》"前阴者,宗筋之所聚",《素问·痿论》"阳明者,五藏六府之海,主润宗筋"的理论,为之针刺足阳明经之归来穴,留针10分钟,病愈,后数十年未再发,此案正印证了其善于以经典理论对临床的指导运用。李老常言:"方不在大,对证则效;药不在贵,中病即灵。"

从1976年起,李老应邀赴北京、上海、南京、南宁、福州、香港、韩国大田等多地讲学,传授临床经验,深入开展中外学术交流。

振兴中医　奔走疾呼

李今庸先生作为一代中医药思想家,从未停止过对中医药学理论、临床、教育的反复深入思考。1982年、1984年,他两次同全国十余名中医药专家联名上书党中央、国务院，建议成立国家中医药管理总局，加强党对中医药事业的领导，受到中央领导重视和采纳。1986年国务院批示，1988年，国家中医药管理局挂牌成立。其后，又积极支持组建中医药专业出版社。1989年，中国中医药出版社成立。2003年，向党中央和国务院领导写信陈述中医药学优越性和东方医学特色，建议制定保护和发展中医药的法规，同年，国务院颁布《中华人民共和国中医药条例》。

李老在担任湖北省政协常委及教科文卫体委员会副主任期间，深入基层考察调研，写了大量提案及信函建议。在湖北省第五届政协会议上，提出"请求省委、省政府批准和积极筹建'湖北省中医管理局'，以振兴我省中医药事业"等提案。2006年，湖北省中医药管理局成立。

1980年、1983年等分别向省委、省政府致信建议召开李时珍学术会议，成立李时珍研究会，开展相关研究，为在全国范围内形成纪念李时珍学术活动氛围奠定了坚实根基。

1986年李老当选为湖北省中医药学会理事长。此后，主持湖北省中医药学会工作长达二十余年。组织举行"鄂港澳台国际学术交流大会""国际传统医学大会"等各种大型中医药学术研讨会和国际学术交流会议。其间，连续数年主编有《湖北中医药信息》《中医药文化有关资料选编》等。

近年来，李老对中医药学术发展方向继续进行深入思考与研究。认为中西医学不能互相取代，只能在发展的基础上取长补短，必须努力促使西医中国化、中医现代化，先后撰写和发表了《论中医药学理论体系的构成和意义》《发扬中医药学特色和优势提高民族自信心和自豪感》《试论我国"天人合一"思想的产生及中医药文化的思想特征》《中医药学应以东方文化的面貌走向现代化》《关于中西医结合与中医药现代化的思考》《略论中医学史和发展前景》等文章。

今将李今庸先生历年写作刊印、出版和未出版的各种学术著作，集中起来编辑整理，勒成一部总集，定名为《国医大师李今庸医学全集》，予以出版，一则是彰显李老半个多世纪以来，在中医药学术上所取得的具有系统性和创造性的重要成就，二则是为中医药学的传承留下一份丰厚的学术遗产。

李今庸先生历年写作并刊印和出版的各种著作数十部，附列如下（以年代先后为序）：

《金匮讲义》，李今庸编著，原湖北中医学院中医专业本科生用教材。1959年，内部油印。

《中医学概论》，李今庸编著，原湖北中医学院中医专业本科生用教材。1959年，内部刊印。

《内科学讲义》，李今庸编著，原湖北中医学院中医专业本科生用教材。1960年1月，内部刊印。

《医经选讲义》，李今庸编著，原湖北中医学院中医专业本科生用教材。1960年，内部刊印。

《内经讲义》，李今庸编著，原湖北中医学院中医专业本科生用教材。1960年，内部刊印。

《难经选读》，李今庸编著，原湖北中医学院中医专业本科生用教材。1961年，内部刊印。

《黄帝内经素问讲义》，李今庸编著，原湖北中医学院中医专业本科生用、高级西医离职学习中医班用教材，1961年，内部刊印。

《内经》（蓝本），李今庸编著，原中医学院讲义，中医专业本科生用教材，1962年4月，内部刊印。

《金匮要略讲义》（蓝本），李今庸编著，原中医学院讲义，中医专业本科生用教材，1963年4月，内部刊印。

《金匮要略讲义》，李今庸编著，全国中医学院中医专业本科生用第二版统一教材。1963年9月，上海科学技术出版社出版。

《中医概论》，李今庸编著，原湖北中医学院中医专业本科生用教材，1965年9月，内部刊印。

《内经教学参考资料》，李今庸编著，原湖北中医学院中医专业教学参考用书。1965年12月，内部刊印。

《中医学基础》，李今庸编著，原湖北中医学院中医专业用教材。1971年，内部铅印。

《金匮要略释义》，李今庸编著，中医临床参考丛书，全国中医学院西医学习中医者、中医专业用第三版统一教材。1973年9月，上海科学技术出版社出版。

《内经选编》，李今庸编著，原湖北中医学院中医专业用教材，1973年，内部刊印。

《中医基础学》，李今庸编著，原湖北中医学院中医专业本科生用教材。1974年，内部刊印。

《内经选编》，李今庸编著，原湖北中医学院中医专业本科生及研究生前期用教材，1977年，内部刊印。

《内经选读》，李今庸主编，原湖北中医学院中医专业本科生及研究生前期用教材。1979年5月，内部刊印。

《黄帝内经选读》，李今庸主编，原湖北中医学院中医专业本科生、研究生两用教材。1982年，内部刊印。

《内经函授辅导资料》，李今庸主编，原湖北中医学院中医专业函授辅导教材。1982年，内部刊印。

《读医心得》，李今庸著，研究中医古典著作中理论部分的学术专著。1982年4月，上海科学技术出版社出版。

《中医学辩证法简论》，李今庸主编，全国中医院校教学教材参考用书。1983年1月，山西人民出版社出版。

《黄帝内经索引》，李今庸主编，原湖北中医学院中医《内经》专业教学参考用书。1983年12月，内部刊印。

《读古医书随笔》，李今庸著，运用考据学知识和方法研究古典医籍的学术专著。1984年6月，人民卫生出版社出版。

《金匮要略讲解》，李今庸著，全国高等中医函授教材。1987年5月，光明日报出版社出版，后由人民卫生出版社于2008年更名为《李今庸金匮要略讲稿》再版。

《新编黄帝内经纲目》，李今庸主编，中医内经专业研究生学位教材，以及西医学习中医者教学参考用书。1988年11月，上海科学技术出版社出版。

《奇治外用方》，李今庸编著，运用现代思想和通俗语言，对中医药古今奇治外用方治给予整理的专著。1993年1月，中国中医药出版社出版。

《湖北医学史稿》，李今庸主编，是整理和研究湖北地方医学史事的专门著作。1993年5月，湖北科学技术出版社出版。

《李今庸临床经验辑要》，李今庸著，作者集数十年临床医疗实践之学术思想和临证经验的总结专著。1998年1月，中国医药科技出版社出版。

《古代医事编注》，李今庸编著，选录了古代著名典籍笔记中关于中医药医事史料文献而编注的人文著作。1999年，内部手稿。

《中华自然疗法图解》，李今庸主编，刮痧疗法、按摩疗法、针灸疗法和天然药食疗法等中医自然疗法治病图解的专著。2001年1月，湖北科学技术出版社出版。

《中国百年百名中医临床家丛书·李今庸》，李今庸著，作者集多年临床学术经验之专著。2002年4月，中国中医药出版社出版。

《中医药学发展方向研究》，李今庸著，研究中医药学发展方向的专著。2002年9月，内部刊印。

《古医书研究》，李今庸著，继《读古医书随笔》之后，再以校勘学、训诂学、音韵学、古文字学、方言学、历史学以及古代避讳知识等，研究考证中医古典著作的学术专著。2003年4月，中国中医药出版社出版。

《中医药治疗非典型传染性肺炎》，李今庸编著，选用报刊上有关中医药治疗"非典"（严重急性呼吸综合征）的内容，集而成册。2003年8月，内部刊印。

《汉字、教育、中医药文化资料选编》（1—6编），李今庸编著，选用报刊上发表的有关文字文化、教育和中医药文化资料而汇编的专门集册。2003—2009年，内部刊印。

《舌耕馀话》，李今庸著，作者在兼任政协等多项社会职务期间，从事中医药事业的医政医事专门著作。2004年10月，中国中医药出版社出版。

《古籍录语》，李今庸编著，选录古代典籍中关于启迪思想，予人智慧，为人道德之锦句名言而编著的人文专著。2006年8月，内部刊印。

《李今庸医案医论精华》，李今庸著，作者临床验案精选和中医学术问题研究的专著。2009年4月，北京科学技术出版社出版。

《李今庸中医科学理论研究》，李今庸著，中医科学基础理论体系和基本学术思想研究的专著。2015年1月，中国中医药出版社出版。

《李今庸黄帝内经考义》，李今庸著，作者历半个世纪对《黄帝内经》疑难问题研究的学术专著。2015年1月，中国中医药出版社出版。

《李今庸临床用方集粹》，李今庸著，是收集荟萃作者数十年临床医疗经验用方的专著。2015年1月，中国中医药出版社出版。

《李今庸读古医书札记》，李今庸著，辑作者历年来在全国各地刊物上发表的关于古典医籍和古典文献的考释、考义、揭疑、析疑类文章的学术著作。2015年4月，科学出版社出版。

《李今庸特色疗法》，李今庸主编，整理和总结了具有中医学特色的穴敷疗法、艾灸疗法、拔罐疗法、耳穴贴压法等治疗病证的专著。2015年4月，科学出版社出版。

《李今庸经典医教与临床研究》，李今庸著，作者集中医经典教学和经典性临床研究的教研专著。2016年1月，科学出版社出版。

《李今庸医惑辨识与经典讲析》，李今庸著，对有关经典医籍、医学疑问的解疑辨惑及经典著作课堂讲解分析的学术专著。2016年1月，科学出版社出版。

《李今庸临床医论医话》，李今庸著，作者关于中医临床的医学论述和医语医话的学术专著。2017年3月，中国中医药出版社出版。

《李今庸中医思考·读医心得》，李今庸著，作者独立思考中医药学实质和中医药学术发展方向性研究的学术专著。2018年3月，学苑出版社出版。

《续古医书研究》，李今庸著，为《古医书研究》续笔，再以开创性的中医治经学方法继续研究中医古典著作之学术力作。

另有待出版著作（略）。

李琳　湖北中医药大学
2018 年 5 月 1 日

出版说明

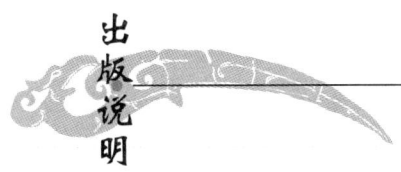

"若不读五经，不知有仁义之道；不读三史，不知有古今之事；不读诸子，睹事则不能默而识之；不读《内经》，则不知有慈悲喜舍之德；不读《庄》《老》，不能任真体运，则吉凶拘忌，触涂而生。"（《备急千金要方·论大医习业》）

本书为《内经》相关类编，其内容包括：《内经》盖天与浑天、《内经》人与自然、《内经》养生、《内经》病证、《内经》药物方治、《内经》运气七篇、《内经》医学教育、《内经》引文、《内经》遗文、《内经》通假文、《内经》文法、《内经》与诸子、《内经》古今评等，另附录有少量的甲骨金文医学资料。编研以成书，方便相关专业人员使用。

作者于湖北中医药大学
2018年10月

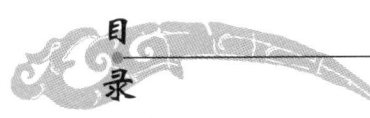

《内经》盖天与浑天 / 1

《内经》人与自然 / 3

《内经》养生 / 7

《内经》病证 / 11

《内经》药物方治 / 25

    一、《内经》药物 / 25

    二、《内经》治方 / 30

《内经》运气七篇 / 36

    一、天元纪大论篇第六十六 / 36

    二、五运行大论篇第六十七 / 38

    三、六微旨大论篇第六十八 / 41

    四、气交变大论篇第六十九 / 44

    五、五常政大论篇第七十 / 49

    六、六元正纪大论篇第七十一 / 55

    七、至真要大论篇第七十四 / 71

《内经》医学教育 / 82

《内经》引文 / 88

《内经》遗文 / 93

《内经》通假文 / 95

《内经》文法 / 104

《内经》与诸子 / 109

    一、《荀子》与《内经》 / 109

二、《尚书》与《内经》 / 110

三、《老子》与《内经》 / 111

四、《周易》与《内经》 / 115

五、《子华子》与《内经》 / 127

六、《论语》与《内经》 / 133

七、《孟子》与《内经》 / 133

八、《列子》与《内经》 / 134

九、《春秋繁露》与《内经》 / 135

十、《庄子》与《内经》 / 136

十一、《方言》与《内经》 / 137

《内经》古今评 / 142

一、《内经》古评 / 142

二、《内经》今评 / 143

附录：甲骨金文医学资料 / 158

《内经》盖天与浑天

《灵枢·邪客第七十一》

天圆地方，人头圆足方以应之。（盖天说）

《灵枢·经水第十二》

且夫人生天地之间，六合之内，此天之高，地之广也，非人力之所能度量而至也。（盖天说）

《灵枢·阴阳二十五人第六十四》

天地之间，六合之内，不离于五，人亦应之，故五五二十五人之政，而阴阳之人不与焉。（盖天说）

《灵枢·通天第七十二》

天地之间，六合之内，不离于五，人亦应之，非徒一阴一阳而已也。（盖天说）

《素问·五运行大论篇第六十七》

帝曰：地之为下否乎？岐伯曰：地为人之下，太虚之中者也。帝曰：冯乎？岐伯曰：大气举之也。（浑天说）

《素问·天元纪大论篇第六十六》

鬼臾区曰：臣积考《太始天元册》文曰：太虚寥廓，肇基化元，万物资始，五运终天，布气真灵，摠统坤元，九星悬朗，七曜周旋，曰阴曰阳，曰柔曰刚，幽显既位，寒暑弛张，生生化化，品物咸章。臣斯十世，此之谓也。（浑天说）

《庄子·齐物论》

六合之外，圣人存而不论；六合之内，圣人论而不议。

《子华子·北宫意问》

是故天地之间，六合之内，不离于五，人亦如之。

《吕氏春秋·季春纪·圜道》

天道圜，地道方，圣王法之，所以立上下。

《楚辞·天问》

不任汩鸿，师何以尚之？佥曰何忧，何不课而行之？鸱龟曳衔，鲧何听焉？顺欲成功，帝何刑焉？

吴广平注释：鸱：猫头鹰。

曳衔：拖着，衔着，此形容鸱龟运载太阳。

听：通"圣"，圣德的意思。

顺欲成功：犹言"将欲成功"。

帝：上帝。

刑：惩治，惩罚。

《内经》人与自然

《素问·四气调神大论篇第二》

天气，清净光明者也，藏德不止，故不下也。天明则日月不明，邪害空窍，阳气者闭塞，地气者冒明，云雾不精，则上应白露不下。交通不表，万物命故不施，不施则名木多死。恶气不发，风雨不节，白露不下，则菀槁不荣。贼风数至，暴雨数起，天地四时不相保，与道相失，则未央绝灭。唯圣人从之，故身无奇病，万物不失，生气不竭。

《素问·生气通天论篇第三》

夫自古通天者生之本，本于阴阳。天地之间，六合之内，其气九州九窍、五十二节，皆通乎天气。其生五，其气三，数犯此者，则邪气伤人，此寿命之本也。苍天之气，清净则志意治，顺之则阳气固，虽有贼邪，弗能害也，此因时之序。故圣人传精神，服天气，而通神明。失之则内闭九窍，外壅肌肉，卫气散解，此谓自伤，气之削也。

故阳气者，一日而主外，平旦人气生，日中而阳气隆，日西而阳气已虚，气门乃闭。是故暮而收拒，无扰筋骨，无见雾露，反此三时，形乃困薄。

《素问·阴阳应象大论篇第五》

故天有精，地有形，天有八纪，地有五里，故能为万物之父母。清阳上天，浊阴归地，是故天地之动静，神明为之纲纪，故能以生长收藏，终而复始。惟贤人上配天以养头，下象地以养足，中傍人事以养五藏。天气通于肺，地气通于嗌，风气通于肝，雷气通于心，谷气通于脾，雨气通于肾。六经为川，肠胃为海，九窍为水注之气。以天地为之阴阳，阳之汗，以天地之雨名之；阳之气，以天地之疾风名之。暴气象雷，逆气象阳。故治不法天之纪，不用地之理，则灾害至矣。

《素问·六节藏象论篇第九》

草生五色，五色之变，不可胜视，草生五味，五味之美，不可胜极，嗜欲不同，各有所通。天食人以五气，地食人以五味。五气入鼻，藏于心肺，上使五色修明，音声能彰。五味入口，藏于肠胃，味所有藏，以养五气。气和而生，津液相成，神乃自生。

《素问·诊要经终论篇第十六》

正月二月，天气始方，地气始发，人气在肝。三月四月，天气正方，地气定发，人气在脾。五月六月，天气盛，地气高，人气在头。七月八月，阴气始杀，人气在肺。九月十月，阴气始冰，地气始闭，人气在心。十一月十二月，冰复，地气合，人气在肾。

《素问·宝命全形论篇第二十五》

夫人生于地，悬命于天，天地合气，命之曰人。人能应四时者，天地之为父母；知万物者，谓之天子。天有阴阳，人有十二节；天有寒暑，人有虚实。能经天地阴阳之化者，不失四时；知十二节之理者，圣智不能欺也；能存八动之变，五胜更立；能达虚实之数者，独出独入，呿吟至微，秋毫在目。

《素问·八正神明论篇第二十六》

凡刺之法，必候日月星辰，四时八正之气，气定乃刺之。是故天温日明，则人血淖液而卫气浮，故血易泻，气易行；天寒日阴，则人血凝泣而卫气沉。月始生，则血气始精，卫气始行；月郭满，则血气实，肌肉坚；月郭空，则肌肉减，经络虚，卫气去，形独居。是以因天时而调血气也。是以天寒无刺，天温无疑，月生无泻月满无补，月郭空无治，是谓得时而调之。因天之序，盛虚之时，移光定位，正立而待之。故曰月生而泻是谓藏虚；月满而补，血气扬溢，络有留血，命曰重实；月郭空而治，是谓乱经。阴阳相错，真邪不别，沉以留止，外虚内乱，淫邪乃起。

《素问·离合真邪论篇第二十七》

夫圣人之起度数，必应于天地，故天有宿度，地有经水，人有经脉。天地温和，则经水安静；天寒地冻，则经水凝泣；天暑地热，则经水沸溢；卒风暴起，则经水波涌而陇起。夫邪之入于脉也，寒则血凝泣，暑则气淖泽，虚邪因而入客，亦如经水之得风也，经之动脉，其至也亦时陇起，其行于脉中循循然，其至寸口中手也，时大时小，大则邪至，小则平，其行无常处，在阴与阳，不可为度，从而察之，三部九候，卒然逢之，早遏其路。

《素问·四时刺逆从论篇第六十四》

是故春气在经脉，夏气在孙络，长夏气在肌肉，秋气在皮肤，冬气在骨髓中。帝曰：余愿闻其故。岐伯曰：春者，天气始开，地气始泄，冻解冰释，水行经通，故人气在脉。夏者，经满气溢，入孙络受血，皮肤充实。长夏者，经络皆盛，内溢肌中。秋者，天气始收，腠理闭塞，皮肤引急。冬者盖藏，血气在中，内著骨髓，通于五藏。是故邪气者，常随四时之气血而入客也，至其变化不可为度，然必从其经气，辟除其邪，除其邪则乱气不生。

《灵枢·顺气一日分为四时第四十四》

夫百病者，多以旦慧昼安，夕加夜甚，何也？岐伯曰：四时之气使然。黄帝曰：愿闻四时之气。岐伯曰：春生夏长，秋收冬藏，是气之常也，人亦应之，以一日分为四时，朝则为春，日中为夏，日入为秋，夜半为冬。朝则人气始生，病气衰，故旦慧；日中人气长，长则胜邪，故安；夕则人气始衰，邪气始生，故加；夜半人气入藏，邪气独居于身，故甚也。黄帝曰：其时有反者，何也？岐伯曰：是不应四时之气，藏独主其病者，是必以藏气之所不胜时者甚，以其所胜时者起也。黄帝曰：治之奈何？岐伯曰：顺天之时，而病可与期。顺者为工，逆者为粗。

《灵枢·岁露论第七十九》

人与天地相参也，与日月相应也。故月满则海水西盛，人血气积，肌肉充，皮肤致，毛发坚，腠理郄，烟垢著。当是之时，虽遇贼风，其入浅不深。至其月郭空，则海水东盛，人气血虚，其卫气去，形独居，肌肉减，皮肤纵，腠理开，毛发残，膲理薄，烟垢落。当是之时，遇贼风则其入深，其病人也卒暴。黄帝曰：其有卒然暴死暴病者何也？少师答曰：三虚者，其死暴疾也；得三实者，邪不能伤人也。黄帝曰：愿闻三虚。少师曰：乘年之衰，逢月之空，失时之和，因为贼风所伤，是谓三虚。故论不知三虚，工反为粗。帝曰：愿闻三实。少师曰：逢年之盛，遇月之满，得时之和，虽有贼风邪气，不能危之也，命曰三实。

《内经》养生

《素问·上古天真论篇第一》

上古之人，其知道者，法于阴阳，和于术数，食饮有节，起居有常，不妄作劳，故能形与神俱，而尽终其天年，度百岁乃去。今时之人不然也，以酒为浆，以妄为常，醉以入房，以欲竭其精，以耗散其真，不知持满，不时御神，务快其心，逆于生乐，起居无节，故半百而衰也。

夫上古圣人之教下也，皆谓之虚邪贼风，避之有时，恬惔虚无，真气从之，精神内守，病安从来。是以志闲而少欲，心安而不惧，形劳而不倦，气从以顺，各从其欲，皆得所愿。故美其食，任其服，乐其俗，高下不相慕，其民故曰朴。是以嗜欲不能劳其目，淫邪不能惑其心，愚智贤不肖不惧于物，故合于道。所以能年皆度百岁而动作不衰者，以其德全不危也。

余闻上古有真人者，提挈天地，把握阴阳，呼吸精气，独立守神，肌肉若一，故能寿敝天地，无有终时，此其道生。中古之时，有至人者，淳德全道，和于阴阳，调于四时，去世离俗，积精全神，游行天地之间，视听八达之外，此盖益其寿命而强者也，亦归于真人。其次有圣人者，处天地之和，从八风之理，适嗜欲于世俗之间，无恚嗔之心，行不欲离于世，被服章，举不欲观于俗，外不劳形于事，内无思想之患，以恬愉为务，以自得为功，形体不敝，精神不散，亦可以百数。其次有贤人者，法则天地，象似日月，辩列星辰，逆从阴阳，分别四时，将从上古合同于道，亦可使益寿而有极时。

夫道者能却老而全形，身年虽寿，能生子也。

《素问·四气调神大论篇第二》

夫四时阴阳者,万物之根本也。所以圣人春夏养阳,秋冬养阴,以从其根,故与万物沉浮于生长之门。逆其根,则伐其本,坏其真矣。故阴阳四时者,万物之终始也,死生之本也,逆之则灾害生,从之则苛疾不起,是谓得道。道者,圣人行之,愚者佩之。

春三月,此谓发陈,天地俱生,万物以荣。夜卧早起,广步于庭,被发缓形,以使志生,生而勿杀,予而勿夺,赏而勿罚,此春气之应,养生之道也。逆之则伤肝,夏为寒变,奉长者少。

夏三月,此谓蕃秀,天地气交,万物华实,夜卧早起,无厌于日,使志无怒,使华英成秀,使气得泄,若所爱在外,此夏气之应,养长之道也。逆之则伤心,秋为痎疟,奉收者少,冬至重病。

秋三月,此谓容平,天气以急,地气以明,早卧早起,与鸡俱兴,使志安宁,以缓秋刑,收敛神气,使秋气平,无外其志,使肺气清,此秋气之应,养收之道也。逆之则伤肺,冬为飧泄,奉藏则少。

冬三月,此谓闭藏。水冰地坼,无扰乎阳。早卧晚起,必待日光,使志若伏若匿,若有私意,若已有得,去寒就温,无泄皮肤,使气亟夺,此冬气之应,养藏之道也。逆之则伤肾,春为痿厥,奉生者少。

逆春气,则少阳不生,肝气内变。逆夏气,则太阳不长,心气内洞。逆秋气,则太阴不收,肺气焦满。逆冬气,则少阴不藏,肾气独沉。夫四时阴阳者,万物之根本也,所以圣人春夏养阳,秋冬养阴,以从其根,故与万物沉浮于生长之门。逆其根,则伐其本,坏其真矣。故阴阳四时者,万物之终始也,死生之本也,逆之则灾害生,从之则苛疾不起,是谓得道。道者,圣人行之,愚者佩之。从阴阳则生,逆之则死,从之则治,逆之则乱,反顺为逆,是谓内格。

是故圣人不治已病治未病,不治已乱治未乱,此之谓也。夫病已成而后药之,乱已成而后治之,譬犹渴而穿井,斗而铸锥,不亦晚乎!

《素问·生气通天论篇第三》

苍天之气,清净则志意治,顺之则阳气固,虽有贼邪,弗能害也,此因时之序。故圣人传精神,服天气,而通神明。失之则内闭九窍,外壅肌肉,卫气散解,此谓自伤,气之削也。

故圣人传精神，服天气，而通神明。

阴之所生，本在五味，阴之五宫，伤在五味。是故味过于酸，肝气以津，脾气乃绝。味过于咸，大骨气劳，短肌，心气抑。味过于甘，心气喘满，色黑，肾气不衡。味过于苦，脾气不濡，胃气乃厚。味过于辛，筋脉沮驰，精神乃央。是故谨和五味，骨正筋柔，气血以流，腠理以密，如是则骨气以精。谨道如法，长有天命。

《素问·阴阳应象大论篇第五》

帝曰：调此二者奈何？岐伯曰：能知七损八益，则二者可调。不知用此，则早衰之节也。年四十，而阴气自半也，起居衰矣。年五十，体重，耳目不聪明矣。年六十，阴痿，气大衰，九窍不利，下虚上实，涕泣俱出矣。故曰：知之则强，不知则老，故同出而名异耳。智者察同，愚者察异，愚者不足，智者有余，有余则耳目聪明，身体轻强，老者复壮，壮者益治。是以圣人为无为之事，乐恬惔之能，从欲快志于虚无之守，故寿命无穷，与天地终，此圣人之治身也。

《素问·灵兰秘典论篇第八》

故主明则下安，以此养生则寿，殁世不殆。

《素问·宝命全形论篇第二十五》

君王众庶，尽欲全形。

《素问·八正神明论篇第二十六》

帝曰：星辰八正何候？岐伯曰：星辰者，所以制日月之行也。八正者，所以候八风之虚邪以时至者也。四时者，所以分春秋冬夏之气所在，以时调之，也八正之虚邪，而避之勿犯也。以身之虚，而逢天之虚，两虚相感，其气至骨，入则伤五脏，工候救之，弗能伤也，故曰：天忌不可不知也。

《素问遗篇·刺法论篇第七十二》

黄帝曰：余闻五疫之至，皆相梁易，无问大小，病状相似，不施救疗，如何可得不相移易者？岐伯曰：不相染者，正气存内，邪气可干，避其毒气，天牝从来，复得其往，气出于脑，即不邪干。

《灵枢·本藏第四十七》

人之血气精神者，所以奉生而周于性命者也。经脉者，所以行血气而营阴阳，濡筋骨，利关节者也。卫气者，所以温分肉，充皮肤、肥腠理，可开阖者也。志意者，所以御精神，收魂魄，适寒温，和喜怒者也。

《灵枢·本神第八》

故智者之养生也，必顺四时而适寒暑，和喜怒而安居处，节阴阳而调刚柔。如是，则僻邪不至，长生久视。

《灵枢·天年第五十四》

黄帝曰：人之寿夭各不同，或夭寿，或卒死，或病久，愿闻其道。岐伯曰：五脏坚固，血脉和调，肌肉解利，皮肤致密，营卫之行，不失其常，呼吸微徐，气以度行，六腑化谷，津液布扬，各如其常，故能长久。

黄帝曰：人之寿百岁而死，何以致之？岐伯曰：使道隧以长，基墙高以方，通调营卫，三部三里起，骨高肉满，百岁乃得终……黄帝曰：其不能终寿而死者，何如？岐伯曰：其五脏皆不坚，使道不长，空外以张，喘息暴疾；又卑基墙，薄脉少血，其肉不石，数中风寒，血气虚，脉不通，真邪相攻，乱而相引，故中寿而尽也。

《灵枢·上膈第六十八》

恬淡无为，乃能行气。

《素问·上古天真论篇第一》

恬惔虚无，真气从之，精神内守，病安从来。呼吸精气，独立守神。

《内经》病证

《素问·生气通天论篇第三》

是以春伤于风，邪气留连，乃为洞泄。（洞泄）

《素问·四气调神大论篇第二》

此冬气之应，养藏之道也。逆之则伤肾，春为痿厥，奉生者少。（痿厥）

《素问·生气通天论篇第三》

阳气者，大怒则形气绝，而血菀于上，使人薄厥。（薄厥）

《素问·阴阳应象大论篇第五》

暴喜伤阳。（伤阳）

暴怒伤阴。（伤阴）

《素问·阴阳离合论篇第六》

是故三阳之离合也，太阳为开，阳明为阖，少阳为枢。三经者，不得相失也，搏而勿沉，命曰一阳。（一阳）

是故三阴之离合也，太阴为开，厥阴为阖，少阴为枢。三经者，不得相失也，搏而勿沈，名曰一阴。（一阴）

《素问·阴阳别论篇第七》

曰：二阳之病发心脾，有不得隐曲，女子不月；其传为风消，其传为息贲者，死不治。（风消、息贲）

其传为痛入骨癞疝。（癞疝）

三阴结谓之水。（水病）

结阳者，肿四肢；（水肿）

阴阳结斜，多阴少阳曰石水，少腹肿。（石水）

《素问·五藏生成论篇第十》

赤脉之至也，喘而坚，诊曰有积气在中，时害于食，名曰心痹。（心痹）

《素问·脉要精微论篇第十七》

帝曰：诊得心脉而急，此为何病？病形何如？岐伯曰：病名心疝，少腹当有形也。帝曰：何以言之？岐伯曰：心为牡藏，小肠为之使，故曰少腹当有形也。（心疝）

脉风成为疠。（疠病）

肝脉搏坚而长，色不青，当病坠若搏，因血在胁下，令人喘逆；其软而散色泽者，当病溢饮，溢饮者渴暴多饮，而易入肌皮肠胃之外也。（溢饮）

《素问·平人气象论篇第十八》

颈脉动喘疾咳，曰水。目裹微肿如卧蚕起之状，曰水。……足胫肿曰水。（水病）

颈脉动喘疾咳，曰水。目裹微肿如卧蚕起之状，曰水。面肿曰风，足胫肿曰水。（风病、水病）

《素问·汤液醪醴论篇第十四》

帝曰：其有不从毫毛而生，五藏阳以竭也，津液充郭，其魄独居，精孤于内，气耗于外，形不可与衣相保，此四极急而动中，是气拒于内，而形施于外，治之奈何？岐伯曰：平治于权衡，去宛陈莝，微动四极，温衣，缪刺其处，以复其形。开鬼门，洁净府，精以时服，五阳已布，疏涤五藏，故精自生，形自盛，骨肉相保，巨气乃平。帝曰：善。（水肿）

《素问·脏气法时论篇第二十二》

脾病者……虚则腹满肠鸣，飧泄食不化。（飧泄）

《素问·评热病论篇第三十三》

黄帝问曰：有病温者，汗出辄复热，而脉躁疾不为汗衰，狂言不能食，病名为何？岐伯对曰：病名阴阳交，交者死也。帝曰：愿闻其说。岐伯曰：人所以汗出者，皆生于谷，谷生于精，今邪气交争于骨肉而得汗者，是邪却而精胜也。今汗出而辄复热者，是邪胜也。不能食者，精无俾也。病而留者，其寿可立而倾也。且夫《热论》曰：汗出而脉尚躁盛者死。今脉不与汗相应，此不胜其病也，其死明矣。狂言者是失志，失志者死。今见三死，不见一生，虽愈必死也。（阴阳交）

帝曰：有病身热汗出烦满，烦满不为汗解，此为何病？岐伯曰：汗出而身热者风也，汗出而烦满不解者厥也，病名曰风厥。帝曰：愿卒闻之。岐伯曰：巨阳主气，故先受邪，少阴与其为表里也，得热则上从之，从之则厥也。帝曰：治之奈何？岐伯曰：表里刺之，饮之服汤。（风厥）

帝曰：有病肾风者，面胕痝然壅，害于言，可刺不？岐伯曰：虚不当刺，不当刺而刺，后五日其气必至。帝曰：其至何如？岐伯曰：至必少气时热，时热从胸背上至头，汗出手热，口干苦渴，小便黄，目下肿，腹中鸣，身重难以行，月事不来，烦而不能食，不能正偃，正偃则咳。病名曰风水，论在刺法中。

帝曰：愿闻其说。岐伯曰：邪之所凑，其气必虚，阴虚者阳必凑之，故少气时热而汗出也。小便黄者，少腹中有热也。不能正偃者，胃中不和也。正偃则咳甚，上迫肺也。诸有水气者，微肿先见于目下也。帝曰：何以言？岐伯曰：水者阴也，目下亦阴也，腹者至阴之所居，故水在腹者，必使目下肿也。真气上逆，故口苦舌干，卧不得正偃，正偃则咳出清水也。诸水病者，故不得卧，卧则惊，惊则咳甚也。腹中鸣者，病本于胃也。薄脾则烦不能食，食不下者，胃脘隔也。身重难以行者，胃脉在足也。月事不来者，胞脉闭也，胞脉者属心而络于胞中，今气上迫肺，心气不得下通，故月事不来也。帝曰：善。（风水）

《素问·逆调论篇第三十四》

夫不得卧卧则喘者，是水气之客也，夫水者循津液而流也，肾者水藏，主津液，主卧与喘也。帝曰：善。（水气）

《素问·疟论篇第三十五》

帝曰：瘅疟何如？岐伯曰：瘅疟者，肺素有热气盛于身，厥逆上冲，中气实而不外泄，因有所用力，腠理开，风寒舍于皮肤之内、分肉之间而发，发则阳气盛，阳气盛而不衰则病矣。其气不及于阴，故但热而不寒，气内藏于心，而外舍于分肉之间，令人消烁脱肉，故命曰瘅

疟。帝曰：善。（瘅疟）

帝曰：夫病温疟与寒疟而皆安舍？舍于何藏？岐伯曰：温疟者，得之冬中于风，寒气藏于骨髓之中，至春则阳气大发，邪气不能自出，因遇大暑，脑髓烁，肌肉消，腠理发泄，或有所用力，邪气与汗皆出，此病藏于肾，其气先从内出之于外也。如是者，阴虚而阳盛，阳盛则热矣，衰则气复反入，入则阳衰，阳虚则寒矣。故先热而后寒，名曰温疟。（温疟）

《素问·气厥论篇第三十七》

肺移寒于肾，为涌水，涌水者，按腹不坚，水气客于大肠，疾行则鸣濯濯如囊裹浆，水之病也。（水病）

《素问·举痛论篇第三十九》

喜则气缓……喜则气和志达，荣卫通利，故气缓矣。（气缓）

悲则气消，……悲则心系急，肺布叶举，而上焦不通，荣卫不散，热气在中，故气消矣。（气消）

恐则气下，……恐则精却，却则上焦闭，闭则气还，还则下焦胀，故气不行矣。（气下）

惊则气乱，……惊则心无所倚，神无所归，虑无所定，故气乱矣。（气乱）

劳则气耗……劳则喘息汗出，外内皆越，故气耗矣。（气耗）

思则气结……思则心有所存，神有所归，正气留而不行，故气结矣。（气结）

怒则气上……怒则气逆，甚则呕血及飧泄，故气上矣。（气上）

《素问·腹中论篇第四十》

帝曰：有病胸胁支满者，妨于食，病至则先闻腥臊臭，出清液，先唾血，四肢清，目眩，时时前后血，病名为何？何以得之？岐伯曰：病名血枯，此得之年少时，有所大脱血，若醉入房中，气竭肝伤，故月事衰少不来也。帝曰：治之奈何？复以何术？岐伯曰：以四乌鲗骨一藘茹二物并合之，丸以雀卵，大如小豆，以五丸为后饭，饮以鲍鱼汁，利肠中及伤肝也。（血黏）

黄帝问曰：有病心腹满，旦食则不能暮食，此为何病？岐伯对曰：

名为鼓胀。帝曰：治之奈何？岐伯曰：治之以鸡矢醴，一剂知，二剂已。帝曰：其时有复发者何也？岐伯曰：此饮食不节，故时有病也。虽然其病且已，时故当病，气聚于腹也。（鼓胀）

《素问·风论篇第四十二》

风气藏于皮肤之间，内不得通，外不得泄，风者善行而数变，腠理开则洒然寒，闭则热而闷，其寒也则衰食饮，其热也则消肌肉，故使人怢栗而不能食，名曰寒热。（寒热）

风气与阳明入胃，循脉而上至目内眦，其人肥则风气不得外泄，则为热中而目黄；人瘦则外泄而寒，则为寒中而泣出。（热中、寒中）

风气与太阳俱入，行诸脉俞，散于分肉之间，与卫气相干，其道不利，故使肌肉愤䐜而有疡，卫气有所凝而不行，故其肉有不仁也。疠者，有荣气热胕，其气不清，故使其鼻柱坏而色败，皮肤疡溃，风寒客于脉而不去，名曰疠风，或名曰寒热。（疠风）

久风入中，则为肠风飧泄。（肠风飧泄）

肾风之状，多汗恶风，面痝然浮肿，脊痛不能正立，其色炲，隐曲不利，诊在肌上，其色黑。（肾风）

《素问·痹论篇第四十三》

黄帝问曰：痹之安生？岐伯对曰：风寒湿三气杂至，合而为痹也。其风气胜者为行痹；寒气胜者为痛痹；湿气胜者为著痹也。（痹证）

肺痹者，烦满喘而呕。（肺痹）

心痹者，脉不通，烦则心下鼓，暴上气而喘。嗌干善噫，厥气上则恐。（心痹）

肝痹者，夜卧则惊，多饮数小便，上为引如怀。（肝痹）

肾痹者，善胀，尻以代踵，脊以代头。（肾痹）

脾痹者，四肢解墯，发咳呕汁，上为大塞。（脾痹）

肠痹者，数饮而出不得，中气喘争，时发飧泄。（肠痹）

胞痹者，少腹膀胱按之内痛，若沃以汤，涩于小便，上为清涕。（胞痹）

《素问·痿论篇第四十四》

黄帝问曰：五脏使人痿何也？岐伯对曰：肺主身之皮毛，心主身之血脉，肝主身之筋膜，脾主身之肌肉，肾主身之骨髓，故肺热叶焦，则皮毛虚弱急薄著，则生痿躄也。心气热，则下脉厥而上，上则下脉虚，虚则生脉痿，枢折挈，胫纵而不任地也。肝气热，则胆泄口苦筋膜干，筋膜干则筋急而挛，发为筋痿。脾气热，则胃干而渴，肌肉不仁，发为肉痿。肾气热，则腰脊不举，骨枯而髓减，发为骨痿。（痿证）

肺者，藏之长也，为心之盖也，有所失亡，所求不得，则发肺鸣，鸣则肺热叶焦。故曰：五藏因肺热叶焦，发为痿躄，此之谓也。（痿躄）

悲哀太甚，则胞络绝，胞络绝则阳气内动，发则心下崩数溲血也。故《本病》曰：大经空虚，发为肌痹，传为脉痿。（脉痿）

思想无穷，所愿不得，意淫于外，入房太甚，宗筋弛纵，发为筋痿，及为白淫。故《下经》曰：筋痿者，生于肝使内也。（筋痿）

有所远行劳倦，逢大热而渴，渴则阳气内伐，内伐则热舍于肾，肾者水藏也，今水不胜火，则骨枯而髓虚，故足不任身，发为骨痿。故《下经》曰：骨痿者，生于大热也。（骨痿）

《素问·厥论篇第四十五》

帝曰：厥或令人腹满，或令人暴不知人，或至半日远至一日乃知人者何也？岐伯曰：阴气盛于上则下虚，下虚则腹胀满，阳气盛于上则下气重上而邪气逆，逆则阳气乱，阳气乱则不知人也。（厥证）

《素问·病能论篇第四十六》

黄帝问：人病胃脘痈者，诊当何如？岐伯对曰：诊此者当候胃脉，其脉当沉细，沉细者气逆，逆者人迎甚盛，甚盛则热，人迎者胃脉也，逆而盛，则热聚于胃口而不行，故胃脘为痈也。帝曰：善。（胃脘痈）

帝曰：有病怒狂者，此病安生？岐伯曰：生于阳也。帝曰：阳何以使人狂？岐伯曰：阳气者，因暴折而难决，故善怒也，病名曰阳厥。帝曰：何以知之？岐伯曰：阳明者常动，巨阳少阳不动，不动而动大疾，此其候也？帝曰：治之奈何？岐伯曰：夺其食即已，夫食入于阴，长气于阳，故夺其食即已。使之服以生铁落为饮，夫生铁落者，下气疾也。帝曰：善。（阳厥）

《素问·奇病论篇第四十七》

帝曰：人生而有病颠疾者，病名曰何？安所得之？岐伯曰：病名为胎病，此得之在母腹中时，其母有所大惊，气上而不下，精气并居，故令子发为颠疾也。（颠疾）

帝曰：有病痝然如有水状，切其脉大紧，身无痛者，形不瘦，不能食，食少，名为何病？岐伯曰：病生在肾，名为肾风。肾风而不能食善惊，惊已心气痿者死。帝曰：善。（肾风）

《素问·大奇论篇第四十八》

心脉搏滑急为心疝。（心疝）

胃脉沉鼓涩，胃外鼓大，心脉小坚急，皆膈偏枯。男子发左，女子发右，不瘖舌转，可治，三十日起，其从者瘖，三岁起，年不满二十者，三岁死。（偏枯）

脉至如喘，名曰暴厥，暴厥者不知与人言。（暴厥）

肾肝并沉为石水。（石水）

《素问·长刺节论篇第五十五》

病在少腹，腹痛不得大小便，病名为疝，得之寒，刺少腹两股间，刺腰髁骨间，刺而多之，尽炅病已。（疝病）

《素问·骨空论篇第六十》

任脉为病，男子内结七疝，女子带下瘕聚。（七疝、瘕聚）

此生病，从少腹上冲心而痛，不得前后，为冲疝。（冲疝）

水俞五十七穴者，尻上五行，行五，伏兔上两行，行五，左右各一行，行五，踝上各一行，行六穴。髓空在脑后三分，在颅际锐骨之下，一在龂基下，一在项后中复骨下，一在脊骨上空在风府上。脊骨下空，在尻骨下空。数髓空在面侠鼻，或骨空在口下当两肩。两髆骨空，在髆中之阳。臂骨空在臂阳，去踝四寸两骨空之间。股骨上空在股阳，出上膝四寸。骺骨空在辅骨之上端。股际骨空在毛中动下。尻骨空在髀骨之后相去四寸。扁骨有渗理腠，无髓孔，易髓无空。（尻骨空）

《素问·水热穴论篇第六十一》

黄帝问曰：少阴何以主肾？肾何以主水？岐伯对曰：肾者至阴也，至阴者盛水也，肺者太阴也，少阴者冬脉也，故其本在肾，其末在肺，皆积水也。帝曰：肾何以能聚水而生病？岐伯曰：肾者胃之关也，关门不利，故聚水而从其类也。上下溢于皮肤，故为胕肿。胕肿者，聚水而生病也。帝曰：诸水皆生于肾乎？岐伯曰：肾者牝藏也，地气上者属于肾，而生水液也，故曰至阴。勇而劳甚则肾汗出，肾汗出逢于风，内不得入于藏府，外不得越于皮肤，客于玄府，行于皮里，傅为胕肿，本之于肾，名曰风水。所谓玄府者，汗空也。（胕肿）

帝曰：水俞五十七处者，是何主也？岐伯曰：肾俞五十七穴，积阴之所聚也，水所从出入也。尻上五行行五者，此肾俞。故水病下为胕肿大腹，上为喘呼，不得卧者，标本俱病，故肺为喘呼，肾为水肿，肺为逆不得卧，分为相输，俱受者，水气之所留也。伏兔上各二行行五者，此肾之街也。三阴之所交结于脚也。踝上各一行行六者，此肾脉之下行也，名曰太冲。凡五十七穴者，皆藏之阴络，水之所客也。（胕肿大腹）

《素问·调经论篇第六十二》

血之与气并走于上，则为大厥，厥则暴死，气复反则生，不反则死。（大厥）

《素问·缪刺论篇第六十三》

邪客于足太阴之络，令人腰痛，引少腹控䏚，不可以仰息，刺腰尻之解，两胛之上，是腰俞，以月死生为痏数，发针立已。左刺右，右刺左。（腰痛引少腹控䏚）

邪客于五藏之间，其病也，脉引而痛，时来时止，视其病，缪刺之于手足爪甲上，视其脉，出其血，间日一刺，一刺不已五刺已。缪传引上齿，齿唇寒痛，视其手背脉血者去之，足阳明中指爪甲上一痏，手大指次指爪甲上各一痏，立已。左取右，右取左。（脉引而痛）

邪客于手足少阴太阴足阳明之络，此五络皆会于耳中，上络左角，五络俱竭，令人身脉皆动，而形无知也，其状若尸，或曰尸厥。……（尸厥）

邪客于手足少阴太阴足阳明之络，此五络皆会于耳中，上络左角，五络俱竭，令人身脉皆动，而形无知也，其状若尸，或曰尸厥，刺其足大指内侧爪甲上，去端如韭叶，后刺足心，后刺足中指爪甲上各一痏，后刺手大指内侧，去端如韭叶，后刺手心主，少阴锐骨之端各一痏，立

已,不已,以竹管吹其两耳,鬄其左角之发方一寸燔治,饮以美酒一杯,不能饮者灌之,立已。(尸厥)

《素问补遗·刺法论篇第七十二》

黄帝曰:余闻五疫之至,皆相染易,无问大小,病状相似,不施救疗,如何可得不相移易者?岐伯曰:不相染者,正气存内,邪气可干,避其毒气,天牝从来,复得其往,气出于脑,即不邪干。气出于脑,即室先想心如日。欲将入于疫室,先想青气自肝而出,左行于东,化作林木。次想白气自肺而出,右行于西,化作戈甲。次想赤气自心而出,南行于上,化作焰明。次想黑气自肾而出,北行于下,化作水。次想黄气自脾而出,存于中央,化作土。五气护身之毕,以想头上如北斗之煌煌,然后可入于疫室。又一法,于春分之日,日未出而吐之。又一法,于雨水日后,三浴以药泄汗。又一法,小金丹方:辰砂二两,水磨雄黄一两,叶子雌黄一两,紫金半两,同入合中,外固了,地一尺筑地实,不用炉,不须制药,用火二十斤煅之也;七日终,候冷七日取,次日出合子,埋药地中七日,取出顺日研之三日,炼白沙蜜为丸,如梧桐子大,每日望东吸日华气一口,冰水一下丸,和气咽之,服十粒,无疫干也。(疫病)

《素问·至真要大论篇第七十四》

诸风掉眩,皆属于肝。(诸风掉眩)

诸寒收引,皆属于肾。(诸寒收引)

诸气膹郁,皆属于肺。(诸气膹郁)

诸湿肿满,皆属于脾。(诸湿肿满)

诸热瞀瘛,皆属于火。(诸热瞀瘛)

诸痛痒疮,皆属于心。(诸痛痒疮)

诸厥固泄,皆属于下。(诸厥固泄)

诸痿喘呕,皆属于上。(诸痿喘呕)

诸禁鼓慄,如丧神守,皆属于火。(诸禁鼓慄)

诸痉项强,皆属于湿(诸痉项强)

诸逆冲上,皆属于火。(诸逆冲上)

诸胀腹大,皆属于热。(诸胀腹大)

诸躁狂越，皆属于火。（诸躁狂越）

诸暴强直，皆属于风。（诸暴强直）

诸病有声，鼓之如鼓，皆属于热。（诸病有声）

诸病胕肿疼酸惊骇，皆属于火。（诸病胕肿）

诸转反戾，水液浑浊，皆属于热。（诸转反戾）

诸病水液，澄彻清冷，皆属于寒。（诸病水液）

诸呕吐酸，暴注下迫，皆属于热。（诸呕吐酸）

《灵枢·本输第二》

痿厥者，张而刺之，可立快也。（痿厥）

《灵枢·邪气藏府病形第四》

心脉……微大为心痹，引背，善泪出。（心痹）

心脉……微滑为心疝引脐，小腹鸣。（心疝）

肝脉……涩甚为溢饮。（溢饮）

肾脉……微缓为洞，洞者，食不化，下嗌还出。（洞泄）

肾脉……微大为石水，起脐已下至小腹腄腄然，上至胃脘，死不治。（石水）

《灵枢·根结第五》

太阳为开，阳明为合，少阳为枢。故开折则肉节渎而暴病起矣，故暴病者取之太阳，视有余不足，渎者皮肉宛膲而弱也。（暴病）

《灵枢·本神第八》

肝悲哀动中则伤魂，魂伤则狂忘不精。（悲哀动中，狂忘不精）

《灵枢·四时气节十九》

风㽷肤胀，为五十七痏，取皮肤之血者，尽取之。（风㽷）

徒㽷，先取环谷下三寸，以铍针针之，已刺而筩之，而内之，入而复之，以尽其㽷，必坚，来缓则烦悗，来急则安静，间日一刺，㽷尽乃止。饮闭药，方刺之时徒饮之，方饮无食，方食无饮，无食他食，百三十五日。（㽷病）

疠风者，素刺其肿上，已刺，以锐针针其处，按出其恶气，肿尽乃止，常食方食，无食他食。（疠风）

善呕，呕有苦，长太息，心中憺憺，恐人将捕之，邪在胆，逆在

胃，胆液泄则口苦，胃气逆则呕苦，故曰呕胆。取三里以下胃气逆，则刺少阳血络以闭胆逆，却调其虚实以去其邪。（呕病）

《灵枢·热病第二十三》

热病头痛颞颥目瘛脉痛，善衄，厥热病也。（厥热病）

心疝暴痛，取足太阴、厥阴，尽刺去其血络。（心疝暴痛）

男子如蛊，女子如怚，身体腰脊如解，不欲饮食，先取涌泉见血，视跗上盛者，尽见血也。（蛊、怚）

《灵枢·厥病第二十四》

心肠痛，憹作痛肿聚，往来上下行，痛有休止，腹热喜渴涎出者，是蛟蛕也，以手聚按而坚持之，无令得移，以大针刺之，久持之，虫不动，乃出针也。（蛟蛕）

《灵枢·口问第二十八》

黄帝曰：人之欠者，何气使然？岐伯答曰：卫气昼日行于阳，夜半则行于阴。阴者主夜，夜者卧。阳者主上，阴者主下。故阴气积于下，阳气未尽，阳引而上，阴引而下，阴阳相引，故数欠。阳气尽，阴气盛，则目瞑；阴气尽而阳气盛，则寤矣。泻足少阴，补足太阳。（数欠）

黄帝曰：人之哕者，何气使然？岐伯曰：谷入于胃，胃气上注于肺。今有故寒气与新谷气，俱还入于胃，新故相乱，真邪相攻，气并相逆，复出于胃，故为哕。补手太阴，泻足少阴。（哕病）

黄帝曰：人之唏者，何气使然？岐伯曰：此阴气盛而阳气虚，阴气疾而阳气徐，阴气盛而阳气绝，故为唏。补足太阳，泻足少阴。（唏病）

黄帝曰：人之振寒者，何气使然？岐伯曰：寒气客于皮肤，阴气盛，阳气虚，故为振寒寒慄。补诸阳。（振寒寒慄）

黄帝曰：人之噫者，何气使然？岐伯曰：寒气客于胃，厥逆从下上散，复出于胃，故为噫。补足太阴、阳明。一曰补眉本也。（噫病）

黄帝曰：人之嚏者，何气使然？岐伯曰：阳气和利，满于心，出于鼻，故为嚏。补足太阳荣眉本，一曰眉上也。（嚏病）

黄帝曰：人之軃者，何气使然？岐伯曰：胃不实则诸脉虚，诸脉虚则筋脉懈惰，筋脉懈惰则行阴用力，气不能复，故为軃。固其所在，补

分肉间。（簿病）

黄帝曰：人之哀而泣涕出者，何气使然？岐伯曰：心者，五藏六府之主也；目者，宗脉之所聚也，上液之道也；口鼻者，气之门户也。故悲哀愁忧则心动，心动则五藏六府皆摇，摇则宗脉感，宗脉感则液道开，液道开故泣涕出焉。液者，所以灌精濡空窍者也，故上液之道开则泣，泣不止则液竭，液竭则精不灌，精不灌则目无所见矣；故命曰夺精。补天柱经侠颈。（夺精）

黄帝曰：人之太息者，何气使然？岐伯曰：忧思则心系急，心系急则气道约，约则不利，故太息以伸出之。补手少阴、心主、足少阳留之也。（太息）

黄帝曰：人之涎下者，何气使然？岐伯曰：饮食者皆入于胃，胃中有热则虫动，虫动则胃缓，胃缓则廉泉开，故涎下。补足少阴。（涎下）

黄帝曰：人之耳中鸣者，何气使然？岐伯曰：耳者宗脉之所聚也，故胃中空则宗脉虚，虚则下溜，脉有所竭者，故耳鸣。补客主人，手大指爪甲上与肉交者也。（耳鸣）

《灵枢·胀论第三十五》

夫胀者，皆在于藏府之外，排藏府而郭胸胁，胀皮肤，故命曰胀。

黄帝曰：愿闻胀形。岐伯曰：夫心胀者，烦心短气，卧不安。肺胀者，虚满而喘咳。肝胀者，胁下满而痛引小腹。脾胀者，善哕，四肢烦悗，体重不能胜衣，卧不安。肾胀者，腹满引背央央然，腰髀痛。六府胀：胃胀者，腹满，胃脘痛，鼻闻焦臭，妨于食，大便难。大肠胀者，肠鸣而痛濯濯，冬日重感于寒，则飧泄不化。小肠胀者，少腹䐜胀，引腰而痛。膀胱胀者，少腹满而气癃。三焦胀者，气满于皮肤中，轻轻然而不坚。胆胀者，胁下痛胀，口中苦，善太息。凡此诸胀者，其道在一，明知逆顺，针数不失。（胀病）

《灵枢·禁服第四十八》

紧则痛痹，代则乍痛乍止。盛则泻之，虚则补之，紧则先刺而后灸之，代则取血络而后调之，陷下则徒灸之，陷下者，脉血结于中，中有着血，血寒，故宜灸之，不盛不虚，以经取之。盛则为热，虚则为寒，紧则为痛痹，代则乍甚乍间。盛则泻之，虚则补之，紧痛则取之分肉，代则取血络且饮药，陷下则灸之，不盛不虚，以经取之，名曰经刺。（痛痹）

《灵枢·水胀第五十七》

黄帝问于岐伯曰：水与肤胀、鼓胀、肠覃、石瘕、石水，何以别之。（肤胀、鼓胀、肠覃、石瘕、石水）

水始起也，目窠上微肿，如新卧起之状，其颈脉动，时咳，阴股间寒，足胫肿，腹乃大，其水已成矣。以手按其腹，随手而起，如裹水之状，此其候也。（水肿）

黄帝曰：肤胀何以候之？岐伯曰：肤胀者，寒气客于皮肤之间，𪔀𪔀然不坚，腹大，身尽肿，皮厚，按其腹，窅而不起，腹色不变，此其候也。鼓胀何如？岐伯曰：腹胀身皆大，大与肤胀等也，色苍黄，腹筋起，此其候也。黄帝曰：肤胀鼓胀可刺邪？岐伯曰：先泻其胀之血络，后调其经，刺去其血络也。（肤胀）

肠覃何如？岐伯曰：寒气客于肠外，与卫气相搏，气不得荣，因有所系，癖而内著，恶气乃起，瘜肉乃生。其始生也，大如鸡卵，稍以益大，至其成如怀子之状，久者离岁，按之则坚，推之则移，月事以时下，此其候也。石瘕何如？岐伯曰：石瘕生于胞中，寒气客于子门，子门闭塞，气不得通，恶血当泻不泻，衃以留止，日以益大，状如怀子，月事不以时下。皆生于女子，可导而下。（肠覃）

《灵枢·上膈第六十八》

黄帝曰：气为上膈者，食饮入而还出，余已知之矣。虫为下膈，下膈者，食晬时乃出，余未得其意，愿卒闻之。岐伯曰：喜怒不适，食饮不节，寒温不时，则寒汁流于肠中，流于肠中则虫寒，虫寒则积聚，守于下管，则肠胃充郭，卫气不营，邪气居之。人食则虫上食，虫上食则下管虚，下管虚则邪气胜之，积聚以留，留则痈成，痈成则下管约。其痈在管内者，即而痛深；其痈在外者，则痈外而痛浮，痈上皮热。（虫寒、积聚、痈痛）

《灵枢·论疾诊迟第七十四》

视人之目窠上微痈，如新卧起状，其颈脉动，时咳，按其手足上，

窅而不起者，风水肤胀也。（风水肤胀）

尺肤粗如枯鱼之鳞者，水泆饮也。（水泆饮）

尺肤热甚，脉盛躁者，病温也；其脉盛而滑者，病且出也。（病温）

（以上仅为例举之）

《内经》药物方治

一、《内经》药物

《素问·金匮真言论篇第四》

东方青色，……其畜鸡，其谷麦。

南方赤色，……其畜羊，其谷黍。

中央黄色，……其畜牛，其谷稷。

西方白色，……其畜马，其谷稻。

北方黑色，……其畜彘，其谷豆。

《素问·五藏生成篇第十》

黄如枳实者死。

青如翠羽者生。

赤如鸡冠者生。

黄如蟹腹者生。

白如豕膏者生。

黑如乌羽者生。

生于脾，如以缟裹栝楼实。

《素问·异法方宜论篇第十二》

故东方之域天地之所始生也，鱼盐之地，海滨傍水，……鱼者使人热中，盐者胜血。

其治宜砭石，故砭石者，亦从东方来。

西方者，金玉之域，沙石之处，天地之所收引也。

《素问·汤液醪醴论篇第十四》

为五谷汤液及醪醴……

必以稻米，炊之稻薪。稻米者完，稻薪者坚。
镵石针艾治其外也。

《素问·脉要精微论篇第十七》
黄欲如罗裹雄黄，不欲如黄土。
青欲如苍璧之泽，不欲如蓝。
黑欲如重漆色，不欲如地苍。
白欲如鹅羽，不欲如盐。
赤欲如白裹朱，不欲如赭。

《素问·平人气象论篇第十八》
夫平心脉来，累累如连珠，如循琅玕，曰心平。
平肺脉来，厌厌聂聂，如落榆荚，曰肺平。
病肺脉来，不上不下，如循鸡羽，曰肺病。
死脾脉来，锐坚如鸟之喙，如鸟之距。……
病肾脉来，如引葛，按之益坚，曰肾病。

《素问·玉机真藏论篇第十九》
真心脉至，坚而搏，如循薏苡子累累然。

《素问·藏气法时论篇第二十二》
肝色青，宜食甘，粳米牛肉枣葵皆甘。
心色赤，宜食酸，小豆犬肉李韭皆酸。
肺色白，宜食苦，麦羊肉杏薤皆苦。
脾色黄，宜食咸，大豆豕肉栗藿皆咸。
肾色黑，宜食辛，黄黍鸡肉桃葱皆辛。
毒药攻邪。
五谷为养。
五果为助。
五畜为益。
五菜为充。

《素问·刺疟篇第三十六》
诸疟而脉不见，刺十指间出血，血去必已，先视身之赤如小豆者尽取之。

《素问·腹中论篇第四十》

名为鼓胀,……治之以鸡矢醴,一剂知,二剂已。

病名血枯,……饮以鲍鱼汁,利肠中及伤肝也。

病名血枯,……丸以雀卵,大如小豆,以五丸为后饭。

病名血枯,……以四乌鲗骨、一藘茹二物并合之。

《素问·病能论篇第四十六》

使之服以生铁落为饮。夫生铁落者,下气疾也。

以泽泻、术各十分,麋衔五分,合以三指撮为后饭。

《素问·奇病论篇第四十七》

脾瘅,……治之以兰,除陈气也。

《素问·大奇论篇第四十八》

脉至如散叶,是肝气予虚也,木叶落而死。

脉至如省客,省客者脉塞而鼓,是肾气予不足也,悬去枣华而死。

脉至如丸泥,是胃精予不足也,榆荚落而死。

脉至如交漆,交漆者左右傍至也,微见三十日死。

脉至如涌泉,浮鼓肌中,太阳气予不足也,少气味,韭英而死。

脉至如丸滑不直手,不直手者按之不可得也,是大肠气予不足也,枣叶生而死。

《素问·气交变大论篇第六十九》

岁火不及,寒乃大行,……复则……病骛溏腹满,食饮不下,寒中肠鸣。

《素问·示从容论篇第七十六》

譬以鸿飞,亦冲于天。

《素问·方盛衰论篇第八十》

是以肺气虚则使人梦见白物,见人斩血借借,得其时则梦见兵战。

《素问·解精微论篇第八十一》

请问有毚愚仆漏之问,不在经者,欲闻其状。

《灵枢·九针十二原第一》

若行若按,如蚊虻止。……毫针者,尖如蚊虻喙。

鍉针者,针如黍粟之锐。

毫针者，尖如蚊虻喙。

《灵枢·邪气藏府病形第四》

脾脉……微滑为虫毒蛕蝎腹热。

《灵枢·根结第五》

膏粱菽藿之味，何可同也。

《灵枢·寿夭刚柔第六》

蜀椒一升。

干姜一斤。

桂心一斤。

用绵絮一斤，细白布四丈，并内酒中。置酒马矢煴中，盖封涂，勿使泄。

则用之生桑炭炙中，以熨寒痹所刺之处，令热入至于病所。

《灵枢·经脉第十》

手少阴气绝则脉不通，脉不通则血不流，血不流则毛色不泽，故其面黑如漆柴者，血先死，……

《灵枢·经筋第十三》

治之以马膏，膏其急者。

以白酒和桂，以涂其缓者。

以桑钩钩之，即以生桑炭置之坎中，高下以坐等。

《灵枢·癫狂第二十二》

治癫疾者，常与之居，察（瘵）其所当取之处。病至，视之有过者泻之，置其血于瓠壶之中，……

《灵枢·厥病第二十四》

肠中有虫瘕及蛟蛕，皆不可取以小针。心肠痛，侬作肿聚，往来上下行，痛有休止，腹热喜渴涎出者，是蛟蛕也。

《灵枢·淫邪发梦第四十三》

厥气……客于肺，则梦飞扬，见金铁之奇物。

《灵枢·五色第四十九》

狐疝㿗阴之属也。

别乡赤者，其色亦大如榆荚，在面王为不日。

《灵枢·五味第五十六》

五谷：秔米甘，麻酸，大豆咸，麦苦，黄黍辛。

五果：枣甘，李酸，栗咸，杏苦，桃辛。

五畜：牛甘，犬酸，猪咸，羊苦，鸡辛。

五菜：葵甘，韭酸，藿咸，薤苦，葱辛。

脾病者，宜食秔米饭牛肉枣葵；……肝色青，宜食甘，秔米饭牛肉枣葵皆甘。

肝病者，宜食麻犬肉李韭；……心色赤，宜食酸，大肉麻李韭皆酸。

肾病者，宜食大豆黄卷、猪肉、栗藿；……脾色黄，宜食咸，大豆豕肉栗藿皆咸。

心病者，宜食麦羊肉杏薤；……肺色白，宜食苦，麦羊肉杏薤皆苦。

肺病者，宜食黄黍鸡肉桃葱。……肾色黑，宜食辛，黄黍鸡肉桃葱皆辛。

《灵枢·玉版第六十》

故圣人弗使已成，而明为良方，著之竹帛，使能者踵而传之后世，……

《灵枢·五味论第六十三》

姜韭之气薰之，营卫之气不时受之，久留心下，故洞心。

《灵枢·五音五味第六十五》

上徵与右徵同，谷岁，畜羊，果杏。

上羽与大羽同，谷大豆，畜彘，果栗。

上宫与大宫同，谷稷，畜牛，果枣。

上商与右商同，谷黍，畜鸡，果桃。

上角与大角同，谷麻，畜犬，果李。

《灵枢·寒热第七十》

此皆鼠瘘寒热之毒气也。

其小如麦者，一刺知，三刺而已。

《灵枢·邪客第七十一》

饮以半夏汤一剂……治半夏五合。

炊以苇薪火。

置秫米一升。

《灵枢·官能第七十三》

审谛者,可使行针艾,理血气而调诸逆顺,察阴阳而兼诸方。

手毒者,可使按龟,置龟于器下而按其上,五十日而死矣;手甘者,复生如故也。

《灵枢·论疾诊尺第七十四》

尺肤粗如枯鱼之鳞者,水泆饮也。

《灵枢·刺节真邪第七十五》

下有渐洳,上有苇蒲。

《灵枢·九针论第七十八》

三曰鍉针,取法于黍粟之锐,长三寸半。……

《灵枢·痈疽第八十一》

泻则合豕膏,冷食,三日而已。……涂以豕膏,六日已。

发于膺,名曰甘疽,色青,其状如谷实蒌瓜。……

其中乃有生肉,大如赤小豆,剉蔆翘草根各一升。

发于胁,名曰败疵,……其中乃有生肉,大如赤小豆,剉蔆翘草根各一升。

二、《内经》治方

《内经》中的治疗,多以针刺法为主,对方药的运用,仅提出了十三个,一般称为"十三方"。这十三方中,就其所用药物来说,已包括了动物、植物、矿物三类;就其剂型中来说,有汤剂,有丸剂,有散剂,有膏剂,有丹剂;就其效用来说,有用作治疗,有用作预防;就其用法来说,有内服,有外用;就其组方来说,有大、中、小之方制。十三方方药虽少,但这是我国运用方药防治疾病的较早记载,对后世方剂学的发展,有着深远的影响。其中某些药物和剂型的制作工艺,以及服用方法,至今在临床仍有一定意义。现将十三方附录于后,并略加说明。

（一）汤液醪醴

《素问·汤液醪醴论篇第十四》：黄帝问曰：为五谷汤液及醪醴奈何？岐伯对曰：必以稻米，炊之稻薪，稻米者完，稻薪者坚。帝曰：何以然？岐伯曰：此得天地之和，高下之宜，故能至完；伐取得时，故能至坚也。

按：古代用五谷煎煮而成汤液，作为五藏的滋养剂。五谷熬煮后经发酵，便成醪醴，用作五藏的治疗剂。这种汤液醪醴，对后世医学发展有深远的意义。例如现代所用的汤剂，以及方剂中所用的粳米，剂型中的酒剂等等，都是从汤液醪醴发展而来的。

（二）生铁落饮

按：方见第六章第一○二段。洛，通"落"。生铁落性寒质重，功能泻火降逆，以生铁落水煎剂给病人服用，治疗阳气厥逆的病证。

（三）左角发酒

《素问·缪刺论篇第六十三》：邪客于手足少阴、太阴、足阳明之络。此五络皆会于耳中，上络左角，五络俱竭，令人身脉皆动，而形无知也，其状若尸，或曰尸厥。……鬄其左角之发方一寸，燔治，饮以美酒一杯。不能饮者灌之，立已。

按：手足少阴、太阴和足阳明五络，皆会于耳，上于额角。若邪气侵犯，五络闭塞不通，因而突然神志昏迷，不知人事，名曰尸厥之症，但全身血脉皆在搏动。可剃其左角之发约一方寸，烧制为末，以美酒一杯同服。如口噤不能饮者，则灌之。

李时珍说："发为血余。"故发亦名血余。其味苦涩性微温，能治血病，为止血消瘀之良药。功能除血瘀阻塞，通利小便。酒性温热，功能温经散寒，活血通脉，透达表里。所以本方具有通行经络、消瘀行窍、和畅气血等作用。五络通，气血行，阴阳调，则神志清。因血余炭功能止血消瘀，现常用作止血药，治疗吐血、衄血、血淋、崩漏等证。

（四）泽泻饮

《素问·病能论篇第四十六》：有病身热解㑊，汗出如浴，恶风少气，此为何病？岐伯曰：病名曰酒风。帝曰：治之奈何？岐伯曰：以泽泻、术各十分，麋衔五分，合以三指撮为后饭。

按：酒风，即《风论》所说的漏风病。主要证候是全身发热，身体倦怠无力，大汗如浴，恶风少气。这是因为患者素常嗜酒，积热伤脾，湿热内生所致。湿伤脾气，故身体倦怠，少气无力；湿热郁蒸，则汗出如浴，汗多则胃气虚而恶风。治疗用泽泻、白术各十分，麋衔五分，三药混合研末，每次三指撮，饭前空腹服，温开水送下。

泽泻淡渗，能利水道，清湿热。白术苦温，能燥湿止汗。麋衔有名薇衔、鹿衔，为治风湿病药。本方对湿热内蕴，汗出恶风，身重体倦，有一定的疗效。

（五）鸡矢醴

《素问·腹中论篇第十四》：黄帝问曰：有病心腹满，旦食则不能暮食，此为何病？岐伯对曰：名为鼓胀。帝曰：治之奈何？岐伯曰：治之以鸡矢醴，一剂知，二剂已。

按：鸡矢醴用法，将雄鸡矢晒干，焙黄，米酒煎，去滓服。张介宾说："鸡矢之性，能消积下气，通利大小二便，盖攻伐实邪之剂也。……凡鼓胀由于停积及湿热有余者，皆宜用之。若脾肾虚寒发胀及气虚中满等症，最所忌也，误服则死。"此方至今仍在民间流行，多用于食积气滞之腹胀等症。

（六）四乌鲗骨一藘茹丸

按：方见第六章第一〇四段。乌鲗骨，为海螵蛸，其性微温而味咸。用四份乌鲗骨，一份藘茹，将二药研末混合，麻雀蛋调匀做丸，服时鲍鱼汤送下。治疗妇女血枯病证。

(七) 兰草汤

按：方见第六章第一〇〇段。兰草，气味辛平芳香，具有化湿醒脾、清暑辟秽的功用。用兰草一味煎汤频服能治疗脾瘅病证。

(八) 豕膏

《灵枢·痈疽第八十一》：痈发于嗌中，名曰猛疽。猛疽不治，化为脓，脓不泻，塞咽，半日死。其化为脓者，泻（此后应据《甲乙经》《太素》补"已"字）则合豕膏冷食，三日而已。……发于腋下赤坚者，名曰米疽。治之以砭石，欲细而长，疏砭之，涂以豕膏，六日已，勿裹之。

按：豕膏即猪脂，俗名猪油。嗌在气管的上方，处肺气出入之道。痈发于此，影响呼吸，病势凶猛，故叫猛疽。如发于腋下，坚硬红肿而小的，叫作米疽。按其部位，二者都属于上焦积热，火毒入侵而成，但米疽较猛疽病轻浅。所以在排脓的同时，猛疽用猪脂冷食，以泻上焦积热之气，使热毒下泄而愈，米疽则外涂猪脂以清热解毒。

猪脂味甘微寒无毒，利血脉，散风热，润肺，入膏药主治诸疮。后世用猪脂做膏药，即是从此方变化而来的。

(九) 薮翘饮

《灵枢·痈疽第八十一》：发于胁，名曰败疵，败疵者女子之病也。灸之，其病大痈脓。治之（此二字应据《甲乙经》移下"大如赤小豆"之后），其中乃有生肉，大如赤小豆。剉薮翘草、根各一升，以水一斗六升煮之，竭为取三升，则强饮，厚衣坐于釜上，冷汗出至足，已。

按：败疵，亦称胁痈。李东垣说："胁者，肝之部也，妇人多郁怒，故患此疮。"治用剉薮翘草、根各一升，水煎三次乘热服，并以蒸气熏之，使通身汗出而愈。

薮翘，据《外台》所载为连翘。气味苦微寒，有泻心肝二经实火、清热解毒、消痈散结的作用，为疮家常用药。

（十）半夏秫米汤

按：方见第六章第一〇一段。本方由制半夏、秫米二味组成。半夏，辛温通阳，秫米甘凉益阴，二者合用能调和阴阳，治疗阴阳不调之失眠病证。

（十一）马膏膏法

《灵枢·经筋第十三》：足阳明之筋……其病足中指支胫转筋，脚跳坚，伏兔转筋，髀前肿，㿉疝，腹筋急，引缺盆及颊，卒口僻。急者目不合，热则筋纵目不开；颊筋有寒则急，引颊移口，有热则筋弛纵，缓不胜收，故僻。治之以马膏，膏其急者；以白酒和桂，以涂其缓者，以桑钩钩之。即以生桑灰（灰，应据《太素》改作"炭"），置之坎中，高下以坐等，以膏熨急颊，且饮美酒，啖美炙肉，不饮酒者，自强也，为之三拊而已。

按：经筋分手足三阴三阳，合称十二经筋。这里仅举足阳明之筋感受寒邪后所发生的一系列症状为例。寒则收引，热则纵缓。阳明之经筋受病，或转筋，或急引，或㖞僻，或目不合，都是外邪入侵，经筋收引和纵缓所致，所以表现为一侧拘急，一侧缓纵的㖞僻、目不合等症状。由于经筋不与内在的藏府直接相连，而广布体表，同时寒伤阳，因此，治疗的原则应是补虚祛寒，壮阳抑阴，通络舒筋，调和气血。"急者缓之"，甘以缓急，故用马膏之甘平，以缓其急。"寒者热之"，"虚者补之"，故用马膏热熨急侧，桑炭火烤以祛寒，再食炙肉以补其虚。欲助阳消阴，调和气血，通经络，和肌表，则用白酒调桂末涂敷缓侧，并饮酒、拊摩。同时，用桑钩牵引，以正其㖞僻。

（十二）寒痹熨法

《灵枢·寿夭刚柔第六》：寒痹之为病也，留而不去，时痛而皮不仁。……用淳酒二十斤，蜀椒一升，干姜一斤，桂心一斤。凡四种皆㕮咀，渍酒中。用棉絮一斤，细白布四丈，并内酒中。置酒马矢煴中，盖封涂勿使泄。五日五夜，出布棉絮，曝干之，干复渍，以尽其汁。每渍必晬其日，乃出干。干，并用滓与绵絮，复布为复巾，长六七尺，为六七巾。则用之生桑炭炙巾，以熨寒痹所刺之处，令热入至于病所。寒，复炙巾以熨之，三十遍而止。汗出以巾拭身，亦三十遍而止。起步内中，无见风。每刺必熨，如此病已矣。

按：寒邪侵入经络血脉之中，久留不去，以致血脉不行，凝滞而痛。病情严重的则使营卫运行阻滞，致成麻木不仁的寒痹症。所以导致寒邪的侵袭，乃命门之火不足，心血虚损，肝筋失养的缘故。因此，寒痹的治法，必以补命门真火，益心肝血源，通行经络，调和营卫为原则。本方用绵布浸药酒熨贴以治寒痹，是外治法中较早的一种方法。方中药物，酒性热而悍急，有通行十二经以温肌肤之力；蜀椒赋纯阳之性，为散寒止痛的主药；干姜温胃培土，化生气血；桂心温经通闭，温养肝筋。后三味得酒力及炭火热力之助，装入夹袋中，在针刺前后，熨贴患处，久久施行（三十遍），则营卫通，汗液出，寒痹自能痊愈。此方虽然制作较繁，然其理法，颇有深意。

（十三）小金丹

《素问遗篇·刺法论篇第七十二》：小金丹方：辰砂二两，水磨雄黄一两，叶子雌黄一两，紫金半两，同入盒中，外固了，地一尺，筑地实，不用炉，不须药制，用火二十斤煅之也。七日终，候冷，七日取，次日出盒子，埋药地中，七日取出，顺日研之三日，炼白沙蜜为丸，如梧桐子大，每日望东吸日华气一口，冰水下一丸，和气咽之，服十粒，无疫干也。

按：本方的炼制方法，是将辰砂、雄黄、雌黄、紫金（金箔），放入乳钵中研细，浸入瓷罐中，外用盐泥封好，另在空地上挖一个坑，约尺许，将罐置于坑内，封以薄土，筑实。另出，将药刮出，入于另一罐，再埋入地下，以消除火热之气，埋七天，再取出，将药倾入钵中，研细，炼蜜为丸，如桐子大。服法：每晨当太阳初出时，面向东方，吸一口气，用冷水和气送下一丸，共服十粒，可以免受疫疠的传染。本方的服法，虽与当时道家的益气养生有关，但方中的四味药物，特别是辰砂、雄黄，是避瘟防疫常用的药物。

《内经》运气七篇

《读古医书随笔》言:"现在流行的《黄帝内经素问》一书中所载的《天元纪大论》《五运行大论》《六微旨大论》《气交变大论》《五常政大论》《六元正纪大论》《至真要大论》等七篇,其成书年代,是在东汉初期光武刘秀的建武以后,东汉末期灵、献时代的东汉之季。其内容专门论述了中医学中古代的五运六气学说。第一次全面阐述了我国古代的气象病理学说,讨论了气候反常导致人体发生的数百个病证,以及对这些病证的治疗原则。"在此附录运气七篇,并简略说明之。

一、天元纪大论篇第六十六 (《素问》)

黄帝问曰:天有五行,御[1]五位,以生寒暑燥湿风,人有五藏,化五气,以生喜怒思忧恐,论言五运相袭而皆治之,终期之日,周而复始,余已知之矣,愿闻其与三阴三阳之候奈何合之?鬼臾区稽首再拜对曰:昭乎哉问也。夫五运阴阳者,天地之道也,万物之纲纪,变化之父母,生杀之本始,神明之府也,可不通乎!故物生谓之化,物极谓之变,阴阳不测谓之神,神用无方谓之圣。夫变化之为用也,在天为玄[2],在人为道,在地为化,化生五味,道生智,玄生神。神在天为风,在地为木,在天为热,在地为火,在天为湿,在地为土,在天为燥,在地为金,在天为寒,在地为水,故在天为气,在地成形,形气相感而化生万物矣。然天地者,万物之上下也;左右者,阴阳之道路也;水火者,阴阳之征兆也;金木者,生成之终始也。气有多少,形有盛衰,上下相召[3]而损益彰矣。帝曰:愿闻五运之主时也如何?鬼臾区曰:五气运行,各终期日,非独主时也。帝曰:请问其所谓也。鬼臾区曰:臣积考《太始天元册》文曰:太虚寥廓,肇基化元,万物资始,五运终天,布气真灵，揔统坤元[4]，九星悬朗，七曜周旋。曰阴曰阳，曰柔曰刚，幽显既位，寒暑弛张，生生化化，品物咸章。臣斯十世，此之谓也。

帝曰：善。何谓气有多少，形有盛衰？鬼臾区曰：阴阳之气各有多少，故曰三阴三阳也。形有盛衰，谓五行之治，各有太过不及也。故其始也，有余而往，不足随之，不足而往，有余从之，知迎知随，气可与期。应天为天符[5]，承岁为岁直[6]，三合[7]为治。帝曰：上下相召奈何？鬼臾区曰：寒暑燥湿风火，天之阴阳也，三阴三阳上奉之。木火土金水火，地之阴阳也，生长化收藏下应之。天以阳生阴长，地以阳杀阴藏。天有阴阳，地亦有阴阳。木火土金水火，地之阴阳也，生长化收藏。故阳中有阴，阴中有阳。所以欲知天地之阴阳者，应天之气，动而不息，故五岁而右迁，应地之气，静而守位，故六期而环会，动静相召，上下相临，阴阳相错，而变由生也。帝曰：上下周纪，其有数乎？鬼臾区曰：天以六为节，地以五为制。周天气者，六期为一备；终地纪者，五岁为一周。君火以明，相火以位[8]。五六相合而七百二十气，为一纪，凡三十岁；千四百四十气，凡六十岁，而为一周，不及太过，斯皆见矣。帝曰：夫子之言，上终天气，下毕地纪，可谓悉矣。余愿闻而藏之，上以治民，下以治身，使百姓昭著，上下和亲，德泽下流，子孙无忧，传之后世，无有终时，可得闻乎？鬼臾区曰：至数之机，迫迮以微[9]，其来可见，其往可追，敬之者昌，慢之者亡，无道行私，必得夭殃，谨奉天道，请言真要。帝曰：善言始者，必会于终，善言近者，必知其远，是则至数极而道不惑，所谓明矣。愿夫子推而次之，令有条理，简而不匮，久而不绝，易用难忘，为之纲纪，至数之要，愿尽闻之。鬼臾区曰：昭乎哉问！明乎哉道！如鼓之应桴，响之应声也。臣闻之，甲乙之岁，土运统之；乙庚之岁，金运统之；丙辛之岁，水运统之；丁壬之岁，木运统之；戊癸之岁，火运统之。帝曰：其于三阴三阳，合之奈何？鬼臾区曰：子午之岁，上见少阴；丑未之岁，上见太阴，寅申之岁，上见少阳；卯酉之岁，上见阳明；辰戌之岁，上见太阳；巳亥之岁，上见厥阴。少阴所谓标也，厥阴所谓终也。厥阴之上，风气主之；少阴之上，热气主之；太阴之上，湿气主之；少阳之上，相火主之；阳明之上，燥气主之；太阳之上，寒气主之。所谓本也，是谓六元。帝曰：光乎哉道！明乎哉论！请著之玉版，藏之金匮，署曰《天元纪》。

按：本篇重点论述了五运、六气演变的一般规律，并指出五运、六气的变化是四时气候演变以及自然万物生长的元始和纲领，故篇名为"天元纪大论"。内容包括天干、地支为推演五运、六气的工具；六气与六经的关系；五运、六气演变的般规律；五运、六气的演变与天地阴阳、四时气候的联系。

注：

1. 御：主御、统领的意思。
2. 玄：幽远之义。
3. 上下相召：指天地之气相互感应。
4. 摠统坤元：摠，同"总"；统，统领、主管；坤元，万物化生之本元。
5. 天符：中运与司天之气一致。
6. 岁直：又称为岁会，中运与岁支之气相同。
7. 三合：中运之气、司天之气、岁支之气均相同。
8. 君火以明，相火以位：一本无此八字。
9. 迫迮以微：迮（zuò），近也。近乎微妙。

二、五运行大论篇第六十七（《素问》）

黄帝坐明堂，始正天纲，临观八极，考建五常[1]，请天师而问之曰：论言天地之动静，神明为之纪，阴阳之升降，寒暑彰其兆。余闻五运之数于夫子，夫子之所言，正五气之各主岁尔，首甲定运，余因论之。鬼臾区曰：土主甲己，金主乙庚，水主丙辛，木主丁壬，火主戊癸。子午之上，少阴主之；丑未之上，太阴主之；寅申之上，少阳主之；卯酉之上，阳明主之；辰戌之上，太阳主之；巳亥之上，厥阴主之。不合阴阳，其故何也？岐伯曰：是明道也，此天地之阴阳也。夫数之可数者，人中之阴阳也，然所合，数之可得者也。夫阴阳者，数之可十，推之可百，数之可千，推之可万。天地阴阳者，不以数推以象之谓也。帝曰：愿闻其所始也。岐伯曰：昭乎哉问也！臣览《太始天元册》文，丹天之气经于牛女戊分；黅天之气经于心尾己分，苍天之气经于危室柳鬼，素天之气经于亢氐昂毕，玄天之气经于张翼娄胃。所谓戊己分者，奎壁角轸，则天地之门户也。夫候之所始，道之所生，不可不通也。帝曰：善。论言天地者，万物之上下，左右者，阴阳之道路，未知其所谓也。岐伯曰：所谓上下者，岁上下见阴阳之所在也。左右者，诸上见厥阴，左少阴右太阳；见少阴，左太阴右厥阴；见太阴，左少阳右少阴；见少阳，左阳明右太阴；见阳明，左太阳右少阳；见太阳，左厥阴右阳明。所谓面北而命其位，言其见也。帝曰：何谓下？岐伯曰：厥阴在上则少阳在下，左阳明右太阴；少阴在上则阳明在下，左太阳右少阳；太阴在上则太阳在下，左厥阴右阳明；少阳在上则厥阴在下，左少阴右太阳；阳明在上则少阴在下，左太阴右厥阴；太阳在上则太阴在下，左少阳右少阴。所谓面南而命其位，言其见也。上下相遘[2]，寒暑相临，气相得则和，不相得则病。帝曰：气相得而病者何也？岐伯曰：以下临上，不当位也。帝曰：动静何如？岐伯曰：上者右行，下者左行，左右周天，余而复会也。帝曰：余闻鬼臾区曰：应地者静，今夫子乃言下者左行，不知其所谓也，愿闻何以生之乎？岐伯曰：天地动静，五行迁复，虽鬼臾区其上候而已，犹不能遍明。夫变化之用，天垂象，地成形，七曜纬虚[3]，五行丽地[4]。地者，所以载生成之形类也。虚者，所以列应天之精气也。形精之动，犹根本之与枝叶也，仰观其象，虽远可知也。帝曰：地之为下否乎？岐伯曰：地为人之下，太虚之中者也。帝曰：冯乎？岐伯曰：大气举之也。燥以干之，暑以蒸之，风以动之，湿以润之，寒以坚之，火以温之。故风寒在下，燥热在上，湿气在中，火游行其间，寒暑六入，故令虚而生化也。故燥胜则地干，暑胜则地热，风胜则地动，湿胜则地泥，寒胜则地裂，火胜则地固矣。帝曰：天地之气，何以候之？岐伯曰：天地之气，胜复之作，不形于诊也。《脉法》曰：天地之变，无以脉诊，此之谓也。帝曰：间气何如？岐伯曰：随气所在，期于左右。帝曰：期之奈何？岐伯曰：从其气则和，违其气则病。不当其位者病，迭移其位者病，失守其位者危，尺寸反者死，阴阳交者死。先立其年，以知其气，左右应见，然后乃可以言死生之逆顺。帝曰：寒暑燥湿风火，在人合之奈何？其于万物何以生化？岐伯曰：东方生风，风生木，木生酸，酸生肝，肝生筋，筋生心。其在天为玄，在人为道，在地为化。化生五味，道生智，玄生神，化生气。神在天为风，在地为木，在体为筋，在气为柔，在藏为肝。其性为喧，其德为和，其用为动，其色为苍，其化为荣，其虫毛，其政为散，其令宣发，其变摧拉，其眚为陨，其味为酸，其志为怒。怒伤肝，悲胜怒；风伤肝，燥胜风；酸伤筋，辛胜酸。

南方生热，热生火，火生苦，苦生心，心生血，血生脾。其在天为热，在地为火，在体为脉，在气为息，在藏为心。其性为暑，其德为显，其用为燥，其色为赤，其化为茂，其虫羽，其政为明，其令郁蒸，其变炎烁，其眚燔焫，其味为苦，其志为喜。喜伤心，恐胜喜；热伤气，寒胜热；苦伤气，咸胜苦。

中央生湿，湿生土，土生甘，甘生脾，脾生肉，肉生肺。其在天为湿，在地为土，在体为肉，在气为充，在藏为脾。其性静兼，其德为濡，其用为化，其色为黄，其化为盈，其虫倮，其政为谧，其令云雨，其变动注，其眚淫溃，其味为甘，其志为思。思伤脾，怒胜思；湿伤肉，风胜湿；甘伤脾，酸胜甘。

西方生燥，燥生金，金生辛，辛生肺，肺生皮毛，皮毛生肾。其在天为燥，在地为金，在体为皮毛，在气为成，在藏为肺，其性为凉，其德为清，其用为固，其色为白，其化为敛，其虫介，其政为劲，其令雾露，其变肃杀，其眚苍落，其味为辛，其志为忧。忧伤肺，喜胜忧；热伤皮毛，寒胜热；辛伤皮毛，苦胜辛。

北方生寒，寒生水，水生咸，咸生肾，肾生骨髓，髓生肝。其在天为寒，在地为水，在体为骨，在气为坚，在藏为肾。其性为凛，其德为寒，其用为□[5]，其色为黑，其化为肃，其虫鳞，其政为静，其令□□[6]，其变凝冽，其眚冰雹，其味为咸，其志为恐。恐伤肾，思胜恐；寒伤血，燥胜寒；咸伤血，甘胜咸。五气更立，各有所先，非其位则邪，当其位则正。帝曰：病生之变何如？岐伯曰：气相得则微，不相得则甚。帝曰：主岁何如？岐伯曰：气有余，则制己所胜而侮所不胜；其不及，则己所不胜侮而乘之，己所胜轻而侮之。侮反受邪，侮而受邪，寡于畏也。帝曰：善。

按：本篇重点讨论了五运六气之五气五运的演变规律及其对人体的影响，故篇名为"五运行大论"。文中论述了五气是如何分布在天空的；司天、在泉及左右间气的变化规律；五运六气的变化对自然万物的影响。

注：

1. 考建五常：考察建立五行之气的运行规律。
2. 上下相遘：上，客气也；下，主气也；相遘，遘（gòu），相交，即客主加临。
3. 七曜纬虚：日月五星围绕于太空之中。
4. 五行丽地：金、木、水、火、土五行附着于地。
5. 其用为□：原脱"藏"字，补之。
6. 其令□□：原脱"霰雪"二字，补之。

三、六微旨大论篇第六十八（《素问》）

黄帝问曰：呜呼远哉！天之道也，如迎浮云，若视深渊，视深渊尚可测，迎浮云莫知其极。夫子数言谨奉天道，余闻而藏之，心私异之，不知其所谓也。愿夫子溢志尽言其事，令终不灭，久而不绝，天之道可得闻乎？岐伯稽首再拜对曰：明乎哉问天之道也！此因天之序，盛衰之时也。帝曰：愿闻天道六六之节盛衰何也？岐伯曰：上下有位[1]，左右有纪。故少阳之右，阳明治之；阳明之右，太阳治之；太阳之右，厥阴治之；厥阴之右，少阴治之；少阴之右，太阴治之；太阴之右，少阳治之。此所谓气之标，盖南面而待也。故曰：因天之序，盛衰之时，移光定位，正立而待之。此之谓也。少阳之上，火气治之，中见厥阴；阳明之上，燥气治之，中见太阴；太阳之上，寒气治之，中见少阴；厥阴之上，风气治之，中见少阳；少阴之上，热气治之，中见太阳；太阴之上，湿气治之，中见阳明。所谓本也，本之下，中之见也，见之下，气之标也[2]，本标不同，气应异象。帝曰：其有至而至[3]，有至而不至，有至而太过，何也？岐伯曰：至而至者和；至而不至，来气不及也；未至而至，来气有余也。帝曰：至而不至，未至而至如何？岐伯曰：应则顺，否则逆，逆则变生，变则病。帝曰：善。请言其应。岐伯曰：物生其应也，气脉其应也。

帝曰：善。愿闻地理之应六节气位何如？岐伯曰：显明[4]之右，君火之位也；君火之右，退行一步，相火治之；复行一步，土气治之；复行一步，金气治之；复行一步，水气治之；复行一步，木气治之；复行一步，君火治之。相火之下，水气承之；水位之下，土气承之；土位之下，风气承之；风位之下，金气承之；金位之下，火气承之；君火之下，阴精承之。帝曰：何也？岐伯曰：亢则害，承乃制，制则生化，外列盛衰，害则败乱，生化大病。帝曰：盛衰何如？岐伯曰：非其位则邪，当其位则正，邪则变甚，正则微。帝曰：何谓当位？岐伯曰：木运临卯，火运临午，土运临四季，金运临酉，水运临子，所谓岁会，气之平也。帝曰：非位何如？岐伯曰：岁不与会也。帝曰：土运之岁，上见太阴；火运之岁，上见少阳、少阴；金运之岁，上见阳明；木运之岁，上见厥阴；水运之岁，上见太阳，奈何？岐伯曰：天之与会也，故《天元册》曰天符。天符岁会何如？岐伯曰：太一天符之会也。帝曰：其贵贱何如？岐伯曰：天符为执法，岁位为行令，太一天符为贵人。帝曰：邪之中也奈何？岐伯曰：中执法者，其病速而危；中行令者，其病徐而持[5]；中贵人者，其病暴而死。帝曰：位之易也何如？岐伯曰：君位臣则顺，臣位君则逆。逆则其病近，其害速；顺则其病远，其害微。所谓二火也。帝曰：善。愿闻其步何如？岐伯曰：所谓步者，六十度而有奇，故二十四步积盈百刻而成日也。

帝曰：六气应五行之变何如？岐伯曰：位有终始，气有初中，上下不同，求之亦异也。帝曰：求之奈何？岐伯曰：天气始于甲，地气始于子，子甲相合，命曰岁立，谨候其时，气可与期。帝曰：愿闻其岁，六气始终，早晏何如？岐伯曰：明乎哉问也！甲子之岁，初之气，天数始于水下一刻，终于八十七刻半；二之气，始于八十七刻六分，终于七十五刻；三之气，始于七十六刻，终于六十二刻半；四之气，始于六十二刻六分，终于五十刻；五之气，始于五十一刻，终于三十七刻半；六之气，始于三十七刻六分，终于二十五刻。所谓初六，天之数也。乙丑岁，初之气，天数始于二十六刻，终于一十二刻半；二之气，始于一十二刻六分，终于水下百刻；三之气，始于一刻，终于八十七刻半；四之气，始于八十七刻六分，终于七十五刻；五之气，始于七十六刻，终于六十二刻半；六之气，始于六十二刻六分，终于五十刻。所谓六二，天之数也。丙寅岁，初之气，天数始于五十一刻，终于三十七刻半；二之气，始于三十七刻六分，终于二十五刻；三之气，始于二十六刻，终于一十二刻半；四之气，始于一十二刻六分，终于水下百刻；五之气，始于一刻，终于八十七刻半；六之气，始于八十七刻六分，终于七十五刻。所谓六三，天之数也。丁卯岁，初之气，天数始于七十六刻，终于六十二刻半；二之气，始于六十二刻六分，终于五十刻；三之气，始于五十一刻，终于三十七刻半；四之气，始于三十七刻六分，终于二十五刻；五之气，始于二十六刻，终于一十二刻半；六之气，始于一十二刻六分，终于水下百刻。所谓六四，天之数也。次戊辰岁，初之气，复始于一刻，常如是无已，周而复始。帝曰：愿闻其岁候何如？岐伯曰：悉乎哉问也！日行一周，天气始于一刻，日行再周，天气始于二十六刻，日行三周，天气始于五十一刻，日行四周，天气始于七十六刻，日行五周，天气复始于一刻，所谓一纪也。是故寅午戌岁气会同，卯未亥岁气会同，辰申子岁气会同，巳酉丑岁气会同，终而复始。帝曰：愿闻其用也。岐伯曰，言天者求之本，言地者求之位，言人者求之气交。帝曰：何谓气交？岐伯曰：上下之位，气交之中，人之居也。故曰：天枢之上，天气主之；天枢之下，地气主之；气交之分，人气从之，万物由之。此之谓也。帝曰：何谓初中？岐伯曰：初凡三十度而有奇，中气同法。帝曰：初中何也？岐伯曰：所以分天地也。帝曰：愿卒闻之。岐伯曰：初者地气也，中者天气也。帝曰：其升降何如？岐伯曰：气之升降，天地之更用也。帝曰：愿闻其用何如？岐伯曰：升已而降，降者谓天；降已而升，升者谓地。天气下降，气流于地；地气上升，气腾于天。故高下相召，升降相因，而变作矣。

　　帝曰：善。寒湿相遘，燥热相临，风火相值，其有间乎？岐伯曰：气有胜复，胜复之作，有德有化，有用有变，变则邪气居之。帝曰：何谓邪乎？岐伯曰：夫物之生从于化，物之极由乎变，变化之相薄，成败之所由也。故气有往复，用有迟速，四者之有，而化而变，风之来也。

帝曰：迟速往复，风所由生，而化而变，故因盛衰之变耳。成败倚伏游乎中何也？岐伯曰：成败倚伏生乎动，动而不已，则变作矣。帝曰：有期乎？岐伯曰：不生不化，静之期也。帝曰：不生化乎？岐伯曰：出入废则神机化灭，升降息则气立孤危。故非出入，则无以生长壮老已；非升降，则无以生长化收藏。是以升降出入，无器不有。故器者生化之宇，器散则分之，生化息矣。故无不出入，无不升降。化有小大，期有近远。四者之有，而贵常守，反常则灾害至矣。故曰：无形无患。此之谓也。帝曰：善。有不生不化乎？岐伯曰：悉乎哉问也！与道合同，惟真人也。帝曰：善。

按：本篇重点论述了五运六气之天道六六之节，地理与六节相应。在《内经》之《素问·六节藏象论篇第九》指出了六节之大纲，而在本篇中则进一步详述了六气的精微要旨，故篇名为"六微旨大论"。篇文中阐述了标本中气的关系；地理应六节气位以及亢害承制的具体内容；天符、岁会、太乙天符的含义；一年中六气终始的具体时间；升降出入的意义。

注：

1. 上下有位：指六气的司天、在泉都有一定的位置。
2. 气之标也：气，指六气；气之标，即三阴、三阳为六气之标。
3. 至而至：前一"至"字指时令、季节；后一"至"字指应时之气。
4. 显明：日出之所，正东方，按节气即春分节。
5. 其病徐而持：一作"其病徐而恃"。

四、气交变大论篇第六十九 (《素问》)

黄帝问曰：五运更治，上应天期，阴阳往复，寒暑迎随，真邪相薄，内外分离，六经波荡[1]，五气倾移[2]，太过不及，专胜兼并[3]，愿言其始，而有常名，可得闻乎？岐伯稽首再拜对曰：昭乎哉问也！是明道也。此上帝所贵，先师传之，臣虽不敏，往闻其旨。帝曰：余闻得其人不教，是谓失道，传非其人，慢泄天宝。余诚菲德，未足以受至道；然而众子哀其不终，愿夫子保于无穷，流于无极，余司其事，则而行之奈何？岐伯曰：请遂言之也。《上经》曰：夫道者，上知天文，下知地理，中知人事，可以长久。此之谓也。帝曰：何谓也？岐伯曰：本气位也。位天者，天文也。位地者，地理也。通于人气之变化者，人事也。故太过者先天，不及者后天，所谓治化而人应之也。帝曰：五运之化，太过何如？岐伯曰：岁木太过，风气流行，脾土受邪。民病飧泄食减，体重烦冤，肠鸣腹支满，上应岁星。甚则忽忽[4]善怒，眩冒巅疾。化气不政，生气独治，云物飞动，草木不宁，甚而摇落，反胁痛而吐甚，冲阳绝者死不治，上应太白星。

岁火太过，炎暑流行，肺金受邪。民病疟，少气咳喘，血溢血泄注下，溢燥耳聋，中热肩背热，上应荧惑星。甚则胸中痛，胁支满胁痛，膺背肩胛间痛，两臂内痛，身热骨痛而为浸淫。收气不行，长气独明，雨水霜寒，上应辰星。上临少阴少阳，火燔焫，水泉涸，物焦槁，病反谵妄狂越，咳喘息鸣，下甚血溢泄不已，太渊绝者死不治，上应荧惑星。

岁土太过，雨湿流行，肾水受邪。民病腹痛，清厥意不乐，体重烦冤、上应镇星。甚则肌肉痿，足痿不收，行善瘈，脚下痛，饮发中满食减，四肢不举。变生得位，藏气伏，化气独治之，泉涌河衍，涸泽生鱼，风雨大至，土崩溃，鳞见于陆，病腹满溏泄肠鸣，反下甚而太溪绝者死不治，上应岁星。

岁金太过，燥气流行，肝木受邪。民病两胁下少腹痛，目赤痛眦疡，耳无所闻。肃杀而甚，则体重烦冤，胸痛引背，两胁满且痛引少腹，上应太白星。甚则喘咳逆气，肩背痛，尻阴股膝髀腨骺足皆病，上应荧惑星。收气峻，生气下，草木敛，苍干雕陨，病反暴痛，胠胁不可反侧，咳逆甚而血溢，太冲绝者死不治，上应太白星。

岁水太过，寒气流行，邪害心火。民病身热烦心躁悸，阴厥[5]上下中寒，谵妄心痛，寒气早至，上应辰星。甚则腹大胫肿，喘咳，寝汗出憎风，大雨至，埃雾朦郁，上应镇星。上临太阳，则[6]雨冰雪，霜不时降，湿气变物，病反腹满肠鸣，溏泄食不化，渴而妄冒，神门绝者死不治，上应荧惑、辰星。

帝曰：善。其不及何如？岐伯曰：悉乎哉问也！岁木不及，燥乃大行，生气失应，草木晚荣，肃杀而甚，则刚木辟著，柔[7]萎苍干，上应太白星，民病中清，胠胁痛，少腹痛，肠鸣溏泄，凉雨时至，上应太白星，其谷苍。上临阳明，生气失政，草木再荣，化气乃急，上应太白、镇星，其主苍早。复则炎暑流火[8]，湿性燥，柔脆草木焦槁，下体再生，华实齐化，病寒热疮疡疿胗痈痤，上应荧惑、太白，其谷白坚。白露早降，收杀气行，寒雨害物，虫食甘黄，脾土受邪，赤气后化，心气晚治，上胜肺金，白气乃屈，其谷不成，咳而鼽，上应荧惑、太白星。

岁火不及，寒乃大行，长政不用，物荣而下。凝惨而甚，则阳气不化，乃折荣美，上应辰星，民病胸中痛，胁支满，两胁痛，膺背肩胛间及两臂内痛，郁冒朦昧，心痛暴瘖，胸腹大，胁下与腰背相引而痛，甚则屈不能伸，髋髀如别，上应荧惑、辰星，其谷丹。复则埃郁，大雨且至，黑气乃辱，病鹜溏腹满，食饮不下，寒中肠鸣，泄注腹痛，暴挛痿痹，足不任身，上应镇星、辰星，玄谷不成。

岁土不及，风乃大行，化气不令，草木茂荣。飘扬而甚，秀而不实，上应岁星，民病飧泄霍乱，体重腹痛，筋骨繇复，肌肉瞤酸，善怒，藏气举事，蛰虫早附，咸病寒中，上应岁星、镇星，其谷黅。复则收政严峻，名木苍雕，胸胁暴痛，下引少腹，善大息，虫食甘黄，气客于脾，黅谷乃减，民食少失味，苍谷乃损，上应太白、岁星。上临厥阴，流水不冰，蛰虫来见，藏气不用，白乃不复，上应岁星，民乃康。

岁金不及，炎火乃行，生气乃用，长气专胜，庶物以茂，燥烁以行，上应荧惑星，民病肩背瞀重，鼽嚏血便注下，收气乃后，上应太白星，其谷坚芒。复则寒雨暴至，乃零冰雹霜雪杀物，阴厥且格，阳反上行，头脑户痛，延及囟顶发热，上应辰星，丹谷不成，民病口疮，甚则心痛。

岁水不及，湿乃大行，长气反用，其化乃速，暑雨数至，上应镇星，民病腹满身重，濡泄寒疡流水，腰股痛发，腘腨股膝不便，烦冤足痿清厥，脚下痛，甚则跗肿，藏气不政，肾气不衡，上应辰星，其谷秬[9]。上临太阴，则大寒数举，蛰虫早藏，地积坚冰，阳光不治，民病寒疾于下，甚则腹满浮肿，上应镇星，其主黅谷。复则大风暴发，草偃木零，生长不鲜，面色时变，筋骨并辟，肉瞤瘛，目视𥄲𥄲，物疏璺[10]，肌肉疹发，气并膈中，痛于心腹，黄气乃损，其谷不登，上应岁星。

帝曰：善。愿闻其时也。岐伯曰：悉哉问也！木不及，春有鸣条律畅之化，则秋有雾露清凉之政，春有惨凄残贼之胜，则夏有炎暑燔烁之复，其眚东，其藏肝，其病内舍胠胁，外在关节。火不及，夏有炳明光显之化，则冬有严肃霜寒之政，夏有惨凄凝冽之胜，则不时有埃昏大雨之复，其眚南，其藏心，其病内舍膺胁，外在经络。土不及，四维有埃云润泽之化，则春有鸣条鼓拆之政，四维发振拉飘腾之变，则秋有肃杀霖霆之复，其眚四维，其藏脾，其病内舍心腹，外在肌肉四肢。金不及，夏有光显郁蒸之令，则冬有严凝整肃之应，夏有炎烁燔燎之变，则秋有冰雹霜雪之复，其眚西，其藏肺，其病内舍膺胁肩背，外在皮毛。水不及，四维有湍润埃云之化，则不时有和风生发之应，四维发埃昏骤注之变，则不时有飘荡振拉之复。其眚北，其藏肾，其病内舍腰脊骨髓，外在溪谷踹膝。夫五运之政，犹权衡也，高者抑之，下者举之，化者应之，变者复之，此生长化成收藏之理，气之常也，失常则天地四塞矣。故曰：天地之动静，神明为之纪，阴阳之往复，寒暑彰其兆，此之谓也。

帝曰：夫子之言五气之变，四时之应，可谓悉矣。夫气之动乱，触遇而作，发无常会，卒然灾合，何以期之？岐们曰：夫气之动变，固不常在，而德化政令灾变，不同其候也。帝曰：何谓也？岐伯曰：东方生风，风生木，其德敷和，其化生荣，其政舒启，其令风，其变振发，其灾散落。南方生热，热生火，其德彰显，其化蕃茂，其政明曜，其令热，其变销烁，其灾燔炳。中央生湿，湿生土，其德溽蒸，其化丰备，其政安静，其令湿，其变骤注，其灾霖溃。西方生燥，燥生金，其德清洁，其化紧敛，其政劲切，其令燥，其变肃杀，其灾苍陨。北方生寒，寒生水，其德凄沧，其化清谧，其政凝肃，其令寒，其变溧冽，其灾冰雪霜雹。是以察其动也，有德有化，有政有令，有变有灾，而物由之，而人应之也。帝曰：夫子之言岁候，其不及太过，而上应五星。今夫德化政令，灾眚变易，非常而有也，卒然而动，其亦为之变乎。岐伯曰：承天而行之，故无妄动，无不应也。卒然而动者，气之交变也，其不应焉。故曰：应常不应卒。此之谓也。黄帝曰：其应奈何？岐伯曰：各从其气化也。帝曰：其行之徐疾逆顺何如？岐伯曰：以道留久，逆守而小，是谓省下。以道而去，去而速来，曲而过之，是谓省遗过也。久留而环，或离或附，是谓议灾与其德也。应近则小，应远则大。芒而大倍常之一，其化甚；大常之二，其眚即发也。小常之一，其化减；小常之二，是谓临视，省下之过与其德也。德者福之，过者伐之。是以象之见也，高而远则小，下而近则大，故大则喜怒迩，小则祸福远。岁运太过，则运星北越，运气相得，则各行以道。故岁运太过，畏星失色而兼其母，不及，则色兼其所不胜。肖者瞿瞿，莫知其妙，闵闵之当，孰者为良，妄行无征，示畏侯王。帝曰：其灾应何如？岐伯曰：亦各从其化也，故时至有盛衰，凌犯有逆顺，留守有多少，形见有善恶，宿属有胜负，征应有吉凶矣。帝曰：其善恶何谓也？岐伯曰：有喜有怒，有忧有丧，有泽有燥，此象之常也，必谨察之。帝曰：六者高下异乎？岐伯曰：象见高下，其应一也，故人亦应之。帝曰：善。其德化政令之动静损益皆何如？岐伯曰：夫德化政令灾变，不能相加也。胜复盛衰，不能相多也。往来小大，不能相过也，用之升降，不能相无也。各从其动而复之耳。帝曰：其病生何如？岐伯曰：德化者气之祥，政令者气之章，变易者复之纪，灾眚者伤之始，气相胜者和，不相胜者病，重感于邪则甚也。帝曰：善。所谓精光之论，大圣之业，宣明大道，通于无穷，究于无极也。余闻之，善言天者，必应于人，善言古者，必验于今，善言气者，必彰于物，善言应者，同天地之化，善言化言变者，通神明之理，非夫子孰能言至道欤！乃择良兆而藏之灵室，每旦读之，命曰《气交变》，非斋戒不敢发，慎传也。

按： 天气下降，地气上升，上下交合谓之"气交"；变，指五运太过、不及的变化。本篇论述了五运在气交中太过、不及的变化，故篇名为"气交变大论"。内容有五运太过、不及所造成的自然变化及其对人体的影响；五运的德、化、政、令对自然界的影响及其与疾病发生的关系。

注：

1. 六经波荡：六经气血动荡不宁。
2. 五气倾移：五藏气血失去平衡协调。

3. 专胜兼并：专胜，五运主岁太过；兼并，五运主岁不及。

4. 忽忽：精神失守貌。

5. 阴厥：虚寒性厥冷。

6. 则：原脱，据《五常政大论》新校正引补。

7. 柔：原作"悉"，据守山阁本改。

8. 复则炎暑流火：张介宾注："复者，子为其母而报复也，木衰金亢，火则复之，故为炎暑流火。"

9. 秬（jù）：黑黍。

10. 疏璺（wèn）：器皿破而未碎，只有裂纹。

五、五常政大论篇第七十（《素问》）

黄帝问曰：太虚寥廓，五运回薄[1]，衰盛不同，损益相从，愿闻平气何如而名？何如而纪也？岐伯对曰：昭乎哉问也！木曰敷和，火曰升明，土曰备化，金曰审平，水曰静顺。帝曰：其不及奈何？岐伯曰：木曰委和，火曰伏明，土曰卑监，金曰从革，水曰涸流。帝曰：太过何谓？岐伯曰：木曰发生，火曰赫曦，土曰敦阜，金曰坚成，水曰流衍。

帝曰：三气之纪，愿闻其候。岐伯曰：悉乎哉问也！敷和之纪，木德周行，阳舒阴布，五化宣平，其气端，其性随，其用曲直，其化生荣，其类草木，其政发散，其候温和，其令风，其藏肝，肝其畏清，其主目，其谷麻，其果李，其实核，其应春，其虫毛，其畜犬，其色苍，其养筋，其病里急支满，其味酸，其音角，其物中坚，其数八。

升明之纪，正阳而治，德施周普，五化均衡，其气高，其性速，其用燔灼，其化蕃茂，其类火，其政明曜，其候炎暑，其令热，其藏心，心其畏寒，其主舌，其谷麦，其果杏，其实络，其应夏，其虫羽，其畜马，其色赤，其养血，其病瞤瘈，其味苦，其音徵，其物脉，其数七。

备化之纪，气协天休，德流四政，五化齐修，其气平，其性顺，其用高下，其化丰满，其类土，其政安静，其候溽蒸，其令湿，其藏脾，脾其畏风，其主口，其谷稷，其果枣，其实肉，其应长夏，其虫倮，其畜牛，其色黄，其养肉，其病否[2]，其味甘，其音宫，其物肤，其数五。

审平之纪，收而不争，杀而无犯，五化宣明，其气洁，其性刚，其用散落，其化坚敛，其类金，其政劲肃，其候清切，其令燥，其藏肺，肺其畏热，其主鼻，其谷稻，其果桃，其实壳，其应秋，其虫介，其畜鸡，其色白，其养皮毛，其病咳，其味辛，其音商，其物外坚，其数九。

静顺之纪，藏而勿害，治而善下，五化咸整，其气明，其性下，其用沃衍，其化凝坚，其类水，其政流演，其候凝肃，其令寒，其藏肾，肾其畏湿，其主二阴，其谷豆，其果栗，其实濡，其应冬，其虫鳞，其畜彘，其色黑，其养骨髓，其病厥，其味咸，其音羽，其物濡，其数六。故生而勿杀，长而勿罚，化而勿制，收而勿害，藏而勿抑，是谓平气。

委和之纪，是谓胜生，生气不政，化气乃扬，长气自平，收令乃早，凉雨时降，风云并兴，草木晚荣，苍干凋落，物秀而实，肤肉内充，其气敛，其用聚，其动软戾拘缓，其发惊骇，其藏肝，其果枣李，其实核壳，其谷稷稻，其味酸辛，其色白苍，其畜犬鸡，其虫毛介，其主雾露凄沧，其声角商，其病摇动注恐，从金化也，少角与判商同，上角与正角同，上商与正商同，其病肢废痈肿疮疡，其甘虫，邪伤肝也，上宫与正宫同，萧飚肃杀则炎赫沸腾，眚于三，所谓复也，其主飞蠹蛆雉，乃为雷霆。

伏明之纪，是谓胜长，长气不宣，藏气反布，收气自政，化令乃衡，寒清数举，暑令乃薄，承化物生，生而不长，成实而稚，遇化已老，阳气屈伏，蛰虫早藏，其气郁，其用暴，其动彰伏变易，其发痛，其藏心，其果栗桃，其实络濡，其谷豆稻，其味苦咸，其色玄丹，其畜马彘，其虫羽鳞，其主冰雪霜寒，其声徵羽，其病昏惑悲忘，从水化也，少徵与少羽同，上商与正商同，邪伤心也，凝惨凛冽则暴雨霖霪，眚于九，其主骤注雷霆震惊，沉黔淫雨。

卑监之纪，是谓减化，化气不令，生政独彰，长气整，雨乃愆，收气平，风寒并兴，草木荣美，秀而不实，成而粃也，其气散，其用静定，其动疡涌分溃痈肿，其发濡滞，其藏脾，其果李栗，其实濡核，其谷豆麻，其味酸甘，其色苍黄，其畜牛犬，其虫倮毛，其主飘怒振发，其声宫角，其病留满否塞，从木化也，少宫与少角同，上宫与正宫同，上角与正角同，其病飧泄，邪伤脾也，振拉飘扬则苍干散落，其眚四维，其主败折虎狼，清气乃用，生政乃辱。

从革之纪，是谓折收，收气乃后，生气乃扬，长化合德，火政乃宣，庶类以蕃，其气扬，其用躁切，其动铿禁瞀厥，其发咳喘，其藏肺，其果李杏，其实壳络，其谷麻麦，其味苦辛，其色白丹，其畜鸡羊，其虫介羽，其主明曜炎烁，其声商徵，其病嚏咳鼽衄，从火化也，少商与少徵同，上商与正商同，上角与正角同，邪伤肺也，炎光赫烈则冰雪霜雹，眚于七，其主鳞伏彘鼠，岁气早至，乃生大寒。

涸流之纪，是谓反阳，藏令不举，化气乃昌，长气宣布，蛰虫不藏，土润水泉减，草木条茂，荣秀满盛，其气滞，其用渗泄，其动坚止，其发燥槁，其藏肾，其果枣杏，其实濡肉，其谷黍稷，其味甘咸，其色黅玄，其畜彘牛，其虫鳞倮，其主埃郁昏翳，其声羽宫，其病痿厥坚下，从土化也，少羽与少宫同，上宫与正宫同，其病癃闭³，邪伤肾也，埃昏骤雨则振拉摧拔，眚于一，其主毛显狐貉，变化不藏。故乘危而行，不速而至，暴虐无德，灾反及之，微者复微，甚者复甚，气之常也。

发生之纪，是谓启敕⁴，土疏泄，苍气达，阳和布化，阴气乃随，生气淳化，万物以荣，其化生，其气美，其政散，其令条舒，其动掉眩巅疾，其德鸣靡启坼，其变振拉摧拔，其谷麻稻，其畜鸡犬，其果李桃，其色青黄白，其味酸甘辛，其象春，其经足厥阴少阳，其藏肝脾，其虫毛介，其物中坚外坚，其病怒，太角与上商同，上徵则其气逆，其病吐利，不务其德则收气复，秋气劲切，甚则肃杀，清气大至，草木雕零，邪乃伤肝。

赫曦之纪，是谓蕃茂，阴气内化，阳气外荣，炎暑施化，物得以昌，其化长，其气高，其政动，其令鸣显，其动炎灼妄扰，其德暄暑郁蒸，其变炎烈沸腾，其谷麦豆，其畜羊彘，其果杏栗，其色赤白玄，其味苦辛咸，其象夏，其经手少阴太阳，手厥阴少阳，其藏心肺，其虫羽鳞，其物脉濡，其病笑疟疮疡血流狂妄目赤，上羽与正徵同，其收齐，其病痓，上徵而收气后也，暴烈其政，藏气乃复，时见凝惨，甚则雨水霜雹切寒，邪伤心也。

敦阜之纪，是谓广化，厚德清静，顺长以盈，至阴内实，物化充成，烟埃朦郁，见于厚土，大雨时行，湿气乃用，燥政乃辟，其化圆，其气丰，其政静，其令周备，其动濡积并稿，其德柔润重淖，其变震惊飘骤崩溃，其谷稷麻，其畜牛犬，其果枣李，其色黅玄苍，其味甘咸酸，其象长夏，其经足太阴阳明，其藏脾肾，其虫倮毛，其物肌核，其病腹满四肢不举，大风迅至，邪伤脾也。

坚成之纪，是谓收引，天气洁，地气明，阳气随，阴治化，燥行其政，物以司成，收气繁布，化洽不终，其化成，其气削，其政肃，其令锐切，其动暴折疡疰，其德雾露萧飋，其变肃杀凋零，其谷稻黍，其畜鸡马，其果桃杏，其色白青丹，其味辛酸苦，其象秋，其经手太阴阳明，其藏肺肝，其虫介羽，其物壳络，其病喘喝胸凭[5]仰息，上徵与正商同，其生齐，其病咳，政暴变则名木不荣，柔脆焦首，长气斯救，大火流，炎烁且至，蔓将槁，邪伤肺也。

流衍之纪，是谓封藏，寒司物化，天地严凝，藏政以布，长令不扬，其化凛，其气坚，其政谧，其令流注，其动漂泄沃涌，其德凝惨寒雾，其变冰雪霜雹，其谷豆稷，其畜彘牛，其果栗枣，其色黑丹黅，其味咸苦甘，其象冬，其经足少阴太阳，其藏肾心，其虫鳞倮，其物濡满，其病胀，上羽而长气不化也。政过则化气大举，而埃昏气交，大雨时降，邪伤肾也。故曰：不恒其德，则所胜来复，政恒其理，则所胜同化。此之谓也。

帝曰：天不足西北，左寒而右凉，地不满东南，右热而左温，其故何也？岐伯曰：阴阳之气，高下之理，太少之异也。东南方，阳也，阳者其精降于下，故右热而左温。西北方，阴也，阴者其精奉于上，故左寒而右凉。是以地有高下，气有温凉，高者气寒，下者气热，故适寒凉者胀，之温热者疮，下之则胀已，汗之则疮已，此腠理开闭之常，太少之异耳。帝曰：其于寿夭何如？岐伯曰：阴精所奉其人寿，阳精所降其人夭。帝曰：善。其病也，治之奈何？岐伯曰：西北之气散而寒之，东南之气收而温之，所谓同病异治也。故曰：气寒气凉，治以寒凉，行水渍之。气温气热，治以温热，强其内守。必同其气，可使平也，假者反之。

帝曰：善。一州之气，生化寿夭不同，其故何也？岐伯曰：高下之理，地势使然也。崇高则阴气治之，污下则阳气治之，阳胜者先天，阴胜者后天，此地理之常，生化之道也。帝曰：其有寿夭乎？岐伯曰：高者其气寿，下者其气夭，地之小大异也，小者小异，大者大异。故治病者，必明天道地理，阴阳更胜，气之先后，人之寿夭，生化之期，乃可以知人之形气矣。

帝曰：善。其岁有不病，而藏气不应不用者何也？岐伯曰：天气制之，气有所从也。帝曰：愿卒闻之。岐伯曰：少阳司天，火气下临，肺气上从，白起金用，草木眚，火见燔焫，革金且耗，大暑以行，咳嚏鼽衄鼻窒，曰疡，寒热胕肿。风行于地，尘沙飞扬，心痛胃脘痛，厥逆鬲不通，其主暴速。阳明司天，燥气下临，肝气上从，苍起木用而立，土乃眚，凄沧数至，木伐草萎，胁痛目赤，掉振鼓栗，筋痿不能久立。暴热至，土乃暑，阳气郁发，小便变，寒热如疟，甚则心痛，火行于稿，流水不冰，蛰虫乃见。太阳司天，寒气下临，心气上从，而火且明，丹起金乃眚，寒清时举，胜则水冰，火气高明，心热烦，嗌干善渴，鼽嚏，喜悲数欠，热气妄行，寒乃复，霜不时降，善忘，甚则心痛。土乃润，水丰衍，寒客至，沉阴化，湿气变物，水饮内稸，中满不食，皮㾦肉苛，筋脉不利，甚则胕肿身后痈。厥阴司天，风气下临，脾气上从，而土且隆，黄起水乃眚，土用革，体重肌肉萎，食减口爽，风行太虚，云物摇动，目转耳鸣。火纵其暴，地乃暑，大热消烁，赤沃下，蛰虫数见，流水不冰，其发机速。少阴司天，热气下临，肺气上从，白起金用，草木眚，喘呕寒热，嚏鼽衄鼻窒，大暑流行，甚则疮疡燔灼，金烁石流。地乃燥清，凄沧数至，胁痛善太息，肃杀行，草木变。太阴司天，湿气下临，肾气上从，黑起水变，埃冒云雨，胸中不利，阴痿气大衰而不起不用。当其时反腰脽痛，动转不便也，厥逆。地乃藏阴，大寒且至，蛰虫早附，心下否痛，地裂冰坚，少腹痛，时害于食，乘金则止水增，味乃咸，行水减也。

帝曰：岁有胎孕不育，治之不全，何气使然？岐伯曰：六气五类，有相胜制也，同者盛之，异者衰之，此天地之道，生化之常也。故厥阴司天，毛虫静，羽虫育，介虫不成；在泉，毛虫育，倮虫耗，羽虫不育。少阴司天，羽虫静，介虫育，毛虫不成；在泉，羽虫育，介虫耗不育。太阴司天，倮虫静，鳞虫育，羽虫不成；在泉，倮虫育，鳞虫不成。少阳司天，羽虫静，毛虫育，倮虫不成；在泉，羽虫育，介虫耗，毛虫不育。阳明司天，介虫静，羽虫育，介虫不成；在泉，介虫育，毛虫耗，羽虫不成。太阳司天，鳞虫静，倮虫育；在泉，鳞虫耗，倮虫不育。诸乘所不成之运，则甚也。故气主有所制，岁立有所生，地气制已胜，天气制胜已，天制色，地制形，五类衰盛，各随其气之所宜也。故有胎孕不育，治之不全，此气之常也，所谓中根也。根于外者亦五，故生化之别，有五气五味五色五类五宜也。帝曰：何谓也？岐伯曰：根于中者，命曰神机，神去则机息。根于外者，命曰气立，气止则化绝。故各有制，各有胜，各有生，各有成。故曰：不知年之所加，气之同异，不足以言生化。此之谓也。

　　帝曰：气始而生化，气散而有形，气布而蕃育，气终而象变，其致一也。然而五味所资，生化有薄厚，成熟有少多，终始不同，其故何也？岐伯曰：地气制之也，非天不生，地不长也。帝曰：愿闻其道。岐伯曰：寒热燥湿，不同其化也。故少阳在泉，寒毒不生，其味辛，其治苦酸，其谷苍丹。阳明在泉，湿毒不生，其味酸，其气湿，其治辛苦甘，其谷丹素。太阳在泉，热毒不生，其味苦，其治淡咸，其谷黅秬。厥阴在泉，清毒不生，其味甘，其治酸苦，其谷苍赤，其气专，其味正。少阴在泉，寒毒不生，其味辛，其治辛苦甘，其谷白丹。太阴在泉，燥毒不生，其味咸，其气热，其治甘咸，其谷黅秬。化淳则咸守，气专则辛化而俱治。故曰：补上下者从之，治上下者逆之，以所在寒热盛衰而调之。故曰：上取下取，内取外取，以求其过。能毒者[6]以厚药，不胜毒者以薄药。此之谓也。气反者，病在上，取之下；病在下，取之上；病在中，傍取之。治热以寒，温而行之；治寒以热，凉而行之；治温以清，冷而行之；治清以温，热而行之。故消之削之，吐之下之，补之泻之，久新同法。帝曰：病在中而不实不坚，且聚且散，奈何？岐伯曰：悉乎哉问也！无积者求其藏，虚则补之，药以祛之，食以随之，行水渍之，和其中外，可使毕已。帝曰：有毒无毒，服有约乎？岐伯曰：病有久新，方有大小，有毒无毒，固宜常制矣。大毒治病，十去其六，常毒治病，十去其七，小毒治病，十去其八，无毒治病，十去其九，谷肉果菜，食养尽之，无使过之，伤其正也。不尽，行复如法，必先岁气，无伐天和，无盛盛，无虚虚，而遗人天殃，无致邪，无失正，绝人长命。帝曰：其久病者，有气从不康，病去而瘠，奈何？岐伯曰：昭乎哉圣人之问也！化不可代，时不可违。夫经络以通，血气以从，复其不足，与众齐同，养之和之，静以待时，谨守其气，无使倾移，其形乃彰，生气以长，命曰圣王。故大要曰：无代化，无违时，必养必和，待其来复。此之谓也。帝曰：善。

按：本篇论述了五运平气、不及、太过所出现的气候、物候、多发疾病及与其相关联的一些情况；次论地势高低的气候特点及其对人体健康的影响；最后论述了六气司天在泉时气象、物候特点，好发疾病及其治疗原则。因篇文中首论五运正常的政令，故篇名为"五常政大论"。

注：

1. 五运回薄：五运循环运行不息。
2. 否：即痞塞不通。
3. 癃闭：癃，小便不利；闭，大便不通。
4. 启蛰：蛰，古陈字与《素问·四气调神大论篇第二》中"发陈"同义，即王冰注："春阳上升，气潜发散，生育庶物，陈其资容，故曰发陈也。"
5. 凭：满也。
6. 能毒者：耐受毒药之人。

六、六元正纪大论篇第七十一（《素问》）

黄帝问曰：六化六变[1]，胜复淫治，甘苦辛咸酸淡先后，余知之矣。夫五运之化，或从五气[2]，或逆天气，或从天气而逆地气，或从地气而逆天气，或相得，或不相得，余未能明其事。欲通天之纪，从地之理，和其运，调其化，使上下合德，无相夺伦，天地升降，不失其宜，五运宣行，勿乖其政，调之正味，从逆奈何？岐伯稽首再拜对曰：昭乎哉问也，此天地之纲纪，变化之渊源，非圣帝孰能穷其至理欤！臣虽不敏，请陈其道，令终不灭，久而不易。帝曰：愿夫子推而次之，从其类序，分其部主，别其宗司，昭其气数，明其正化，可得闻乎？岐伯曰：先立其年以明其气，金木水火土运行之数，寒暑燥湿风火临御之化，则天道可见，民气可调，阴阳卷舒，近而无惑，数之可数者，请遂言之。帝曰：太阳之政奈何？岐伯曰：辰戌之纪也。

太阳　太角　太阴　壬辰　壬戌　其运风，其化鸣紊启拆，其变振拉摧拔，其病眩掉目瞑。

太角（初正）　少徵　太宫　少商　太羽（终）

太阳　太徵　太阴　戊辰　戊戌同正徵。其运热，其化暄暑郁燠，其变炎烈沸腾，其病热郁。

太徵　少宫　太商　少羽（终）　少角（初）

太阳　太宫　太阴　甲辰岁会（同天符）　甲戌岁会（同天符）其运阴埃，其化柔润重泽，其变震惊飘骤，其病湿下重。

太宫　少商　太羽（终）　太角（初）　少徵

太阳　太商　太阴　庚辰　庚戌　其运凉，其化雾露萧瑟，其变肃杀雕零，其病燥背瞀胸满。

太商　少羽（终）　少角（初）　太徵　少宫

太阳　太羽　太阴　丙辰天符　丙戌天符。其运寒，其化凝惨栗冽，其变冰雪霜雹，其病大寒留于溪谷。

太羽（终）　太角（初）　少徵　太宫　少商

凡此太阳司天之政，气化运行先天，天气肃，地气静，寒临太虚，阳气不令，水土合德，上应辰星镇星。其谷玄黅。其政肃，其令徐。寒政大举，泽无阳焰，则火发待时。少阳中治，时雨乃涯，止极雨散，还于太阴，云朝北极，湿化乃布，泽流万物，寒敷于上，雷动于下，寒湿之气，持于气交。民病寒湿，发肌肉萎，足痿不收，濡泻血溢。初之气，地气迁，气乃大温，草乃早荣，民乃厉，温病乃作，身热头痛呕吐，肌腠疮疡。二之气，大凉反至，民乃惨，草乃遇寒，火气遂抑，民病气郁中满，寒乃始。三之气，天政布，寒气行，雨乃降。民病寒，反热中，痈疽注下，心热瞀闷，不治者死。四之气，风湿交争，风化为雨，乃长乃化乃成。民病大热少气，肌肉萎足痿，注下赤白。五之气，阳复化，草乃长乃化乃成，民乃舒。终之气，地气正，湿令行，阴凝太虚，埃昏郊野，民乃惨凄，寒风以至，反者孕乃死。故岁宜苦以燥之温之³，必折其郁气，先资其化源，抑其运气，扶其不胜，无使暴过而生其疾，食岁谷以全其真，避虚邪以安其正。适气同异，多少制之，同寒湿者燥热化，异寒湿者燥湿化，故同者多之，异者少之，用寒远寒，用凉远凉，用温远温，用热远热，食宜同法。有假者反常，反是者病，所谓时也。

帝曰：善。阳明之政奈何？岐伯曰：卯酉之纪也。

阳明　少角　少阴　清热胜复同，同正商。丁卯岁会　丁酉其运风清热。

少角（初正）　太徵　少宫　太商　少羽（终）

阳明　少徵　少阴　寒雨胜复同，同正商。癸卯（同岁会）　癸酉（同岁会）　其运热寒雨。

少徵　太宫　少商　太羽（终）　太角（初）

阳明　少宫　少阴　风凉胜复同。己卯　己酉　其运雨风凉。

少宫　太商　少羽（终）　少角（初）　太徵

阳明　少商　少阴　热寒胜复同，同正商。乙卯天符　乙酉岁会，太一天符。其运凉热寒。

少商　太羽（终）　太角（初）　少徵　太宫

阳明　少羽　少阴　雨风胜复同，同少宫。辛卯　辛酉其运寒雨风。

少羽（终）　少角（初）　太徵　少宫　太商

凡此阳明司天之政，气化运行后天，天气急，地气明，阳专其令，炎暑大行，物燥以坚，淳风乃治，风燥横运，流于气交，多阳少阴，云趋雨府，湿化乃敷。燥极而泽，其谷白丹，间谷命太者，其耗白甲品羽，金火合德，上应太白荧惑。其政切，其令暴，蛰虫乃见，流水不冰，民病咳嗌塞，寒热发，暴振溧癃闷，清先而劲，毛虫乃死，热后而暴，介虫乃殃，其发躁，胜复之作，扰而大乱，清热之气，持于气交。初之气，地气迁，阴始凝，气始肃，水乃冰，寒雨化。其病中热胀，面目浮肿，善眠，鼽衄嚏欠呕，小便黄赤，甚则淋。二之气，阳乃布，民乃舒，物乃生荣。厉大至，民善暴死。三之气，天政布，凉乃行，燥热交合，燥极而泽，民病寒热。四之气，寒雨降。病暴仆，振栗谵妄，少气嗌干引饮，及为心痛痈肿疮疡疟寒之疾，骨痿血便。五之气，春令反行，草乃生荣，民气和。终之气，阳气布，候反温，蛰虫来见，流水不冰，民乃康平，其病温。故食岁谷以安其气，食间谷以去其邪，岁宜以咸以苦以辛，汗之清之散之，安其运气，无使受邪，折其郁气，资其化源。以寒热轻重少多其制，同热者多天化，同清者多地化，用凉远凉，用热远热，用寒远寒，用温远温，食宜同法。有假者反之，此其道也。反是者，乱天地之经，扰阴阳之纪也。

帝曰：善。少阳之政奈何？岐伯曰：寅申之纪也。

少阳　太角　厥阴　壬寅（同天符）壬申（同天符）其运风鼓，其化鸣紊启坼，其变振拉摧拔，其病掉眩支胁惊骇。

太角（初正）　少徵　太宫　少商　太羽（终）

少阳　太徵　厥阴　戊寅天符　戊申天符　其运暑，其化暄嚣郁燠，其变炎烈沸腾，其病上热、郁血、溢血、泄心痛。

太徵　少宫　太商　少羽（终）　少角（初）

少阳　太宫　厥阴　甲寅　甲申　其运阴雨，其化柔润重泽，其变震惊飘骤，其病体重胕肿痞饮。

太宫　少商　太羽（终）　太角（初）　少徵

少阳　太商　厥阴　庚寅　庚申　同正商　其运凉，其化雾露清切，其变肃杀雕零，其病肩背胸中。

太商　少羽（终）　少角（初）　太徵　少宫

少阳　太羽　厥阴　丙寅　丙申　其运寒肃，其化凝惨凓冽，其变冰雪霜雹，其病寒浮肿。

太羽（终）　太角（初）　少徵　太宫　少商

凡此少阳司天之政，气化运行先天，天气正，地气扰，风乃暴举，木偃沙飞，炎火乃流，阴行阳化，雨乃时应，火木同德，上应荧惑岁星。其谷丹苍，其政严，其令扰。故风热参布，云物沸腾，太阴横流，寒乃时至，凉雨并起。民病寒中，外发疮疡，内为泄满。故圣人遇之，和而不争。往复之作，民病寒热疟泄，聋瞑呕吐，上怫肿色变。初之气，地气迁，风胜乃摇，寒乃去，候乃大温，草木早荣。寒来不杀，温病乃起，其病气怫于上，血溢目赤，咳逆头痛，血崩胁满，肤腠中疮。二之气，火反郁，白埃四起，云趋雨府，风不胜湿，雨乃零，民乃康。其病热郁于上，咳逆呕吐，疮发于中，胸嗌不利，头痛身热，昏愦脓疮。三之气，天政布，炎暑至，少阳临上，雨乃涯。民病热中，聋瞑血溢，脓疮咳呕，鼽衄渴嚏欠，喉痹目赤，善暴死。四之气，凉乃至，炎暑间化，白露降，民气和平，其病满身重。五之气，阳乃去，寒乃来，雨乃降，气门乃闭，刚木早雕，民避寒邪，君子周密。终之气，地气正，风乃至，万物反生，霜雾以行。其病关闭不禁，心痛，阳气不藏而咳。抑其运气，赞[4]所不胜，必折其郁气，先取化源，暴过不生，苛疾不起。故岁宜咸辛宜酸，渗之泄之，渍之发之，观气寒温以调其过，同风热者多寒化，异风热者少寒化，用热远热，用温远温，用寒远寒，用凉远凉，食宜同法，此其道也。有假者反之，反是者病之阶也。

帝曰：善。太阴之政奈何？岐伯曰：丑未之纪也。

太阴　少角　太阳　清热胜复同，同正宫。丁丑　丁未　其运风清热。

少角（初正）　太徵　少宫　太商　少羽（终）

太阴　少徵　太阳　寒雨胜复同。癸丑　癸未　其运热寒雨。

少徵　太宫　少商　太羽（终）　太角

太阴　少宫　太阳　风清胜复同，同正宫。己丑太一天符　己未太一天符　其运雨风清。

少宫　太商　少羽（终）　少角（初）　太徵

太阴　少商　太阳　热寒胜复同。乙丑　乙未　其运凉热寒。

少商　太羽（终）　太角（初）　少徵　太宫

太阴　少羽　太阳　雨风胜复同，同正宫。辛丑（同岁会）　辛未（同岁会）　其运寒雨风。

少羽（终）　少角（初）　太徵　少宫　太商

凡此太阴司天之政，气化运行后天，阴专其政，阳气退辟，大风时起，天气下降，地气上腾，原野昏霿，白埃四起，云奔南极，寒雨数至，物成于差夏[5]。民病寒湿，腹满身膹愤胕肿，痞逆寒厥拘急。湿寒合德，黄黑埃昏，流行气交，上应镇星辰星。其政肃，其令寂，其谷黔玄。故阴凝于上，寒积于下，寒水胜火，则为冰雹，阳光不治，杀气乃行。故有余宜高，不及宜下，有余宜晚，不及宜早，土之利，气之化也，民气亦从之，间谷命其太也。初之气，地气迁，寒乃去，春气正，风乃来，生布万物以荣，民气条舒，风湿相薄，雨乃后。民病血溢，筋络拘强，关节不利，身重筋痿。二之气，大火正，物承化，民乃和，其病温厉大行，远近咸若，湿蒸相薄，雨乃时降。三之气，天政布，湿气降，地气腾，雨乃时降，寒乃随之。感于寒湿，则民病身重胕肿，胸腹满。四之气，畏火临，溽蒸化，地气腾，天气否隔，寒风晓暮，蒸热相薄，草木凝烟，湿化不流，则白露阴布，以成秋令。民病腠理热，血暴溢疟，心腹满热胪胀，甚则胕肿。五之气，惨令已行，寒露下，霜乃早降，草木黄落，寒气及体，君子周密，民病皮腠。终之气，寒大举，湿大化，霜乃积，阴乃凝，水坚冰，阳光不治。感于寒，则病人关节禁固，腰脽痛，寒湿推于气交而为疾也。必折其郁气，而取化源，益其岁气，无使邪胜，食岁谷以全其真，食间谷以保其精。故岁宜以苦燥之温之，甚者发之泄之。不发不泄，则湿气外溢，肉溃皮拆而水血交流。必赞其阳火，令御甚寒，从气异同，少多其判也，同寒者以热化，同湿者以燥化，异者少之，同者多之，用凉远凉，用寒远寒，用温远温，用热远热，食宜同法。假者反之，此其道也，反是者病也。

帝曰：善。少阴之政奈何？岐伯曰：子午之纪也。

少阴　太角　阳明　壬子　壬午　其运风鼓，其化鸣紊启拆，其变振拉摧拔，其病支满。

太角（初正）少徵　太宫　少商　太羽（终）

少阴　太徵　阳明　戊子天符　戊午太一天符　其运炎暑，其化暄曜郁燠，其变炎烈沸腾，其病上热血溢。

太徵　少宫　少商　少羽（终）　少角（初）

少阴　太宫　阳明　甲子　甲午　其运阴雨，其化柔润时雨，其变震惊飘骤，其病中满身重。

太宫　少商　太羽（终）　太角（初）　少徵

少阴　太商　阳明　庚子（同天符）　庚午（同天符）同正商　其运凉劲，其化雾露萧瑟，其变肃杀凋零，其病下清。

太商　少羽（终）　少角（初）　太徵　少宫

　　少阴　太羽　阳明　丙子岁会　丙午　其运寒，其化凝惨溧冽，其变冰雪霜雹，其病寒下。

　　太羽（终）　太角（初）少徵　太宫　少商

　　凡此少阴司天之政，气化运行先天，地气肃，天气明，寒交暑，热加燥，云驰雨府，湿化乃行，时雨乃降，金火合德，上应荧惑太白。其政明，其令切，其谷丹白。水火寒热持于气交而为病始也，热病生于上，清病生于下，寒热凌犯而争于中，民病咳喘，血溢血泄鼽嚏，目赤眦疡，寒厥入胃，心痛腰痛，腹大嗌干肿上。初之气，地气迁，燥将去，寒乃始，蛰复藏，水乃冰，霜复降，风乃至，阳气郁，民反周密，关节禁固，腰脽痛，炎暑将起，中外疮疡。二之气，阳气布，风乃行，春气以正，万物应荣，寒气时至，民乃和。其病淋，目瞑目赤，气郁于上而热。三之气，天政布，大火行，庶类番鲜，寒气时至。民病气厥心痛，寒热更作，咳喘目赤。四之气，溽暑至，大雨时行，寒热互至。民病寒热，嗌干黄瘅，鼽衄饮发。五之气，畏火临，暑反至，阳乃化，万物乃生乃长荣，民乃康，其病温。终之气，燥令行，余火内格，肿于上，咳喘，甚则血溢。寒气数举，则霿雾翳，病生皮腠，内舍于胁，下连少腹而作寒中，地将易也。必抑其运气，资其岁胜，折其郁发，先取化源，无使暴过而生其病也。食岁谷以全真气，食间谷以辟虚邪。岁宜咸软之，而调其上，甚则以苦发之；以酸收之，而安其下，甚则以苦泄之。适气同异而多少之，同天气者以寒清化，同地气者以温热化，用热远热，用凉远凉，用温远温，用寒远寒，食宜同法。有假则反，此其道也，反是者病作矣。

　　帝曰：善。厥阴之政奈何？岐伯曰：巳亥之纪也。

　　厥阴　少角　少阳　清热胜复同，同正角。丁巳天符　丁亥天符　其运风清热。

　　少角（初正）　太徵　少宫　太商　少羽（终）

　　厥阴　少徵　少阳　寒雨胜复同。癸巳（同岁会）　癸亥（同岁会）　其运热寒雨。

　　少徵　太宫　少商　太羽（终）　太角（初）

厥阴　少宫　少阳　风清胜复同，同正角。己巳　己亥　其运雨风清。

少宫　太商　少羽（终）　少角（初）　太徵

厥阴　少商　少阳　热寒胜复同，同正角。乙巳　乙亥　其运凉热寒。

少商　太羽（终）　太角（初）　少徵　太宫

厥阴　少羽　少阳　雨风胜复同。辛巳　辛亥　其运寒雨风。

少羽（终）　少角（初）　太徵　少宫　太商

凡此厥阴司天之政，气化运行后天，诸同正岁，气化运行同天，天气扰，地气正，风生高远，炎热从之，云趋雨府，湿化乃行，风火同德，上应岁星荧惑。其政挠，其令速，其谷苍丹，间谷言太者，其耗文角品羽。风燥火热，胜复更作，蛰虫来见，流水不冰，热病行于下，风病行于上，风燥胜复形于中。初之气，寒始肃，杀气方正，民病寒于右之下。二之气，寒不去，华雪水冰，杀气施化，霜乃降，名草上焦，寒雨数至，阳复化，民病热于中。三之气，天政布，风乃时举，民病泣出耳鸣掉眩。四之气，溽暑湿热相薄，争于左之上，民病黄瘅而为胕肿。五之气，燥湿更胜，沉阴乃布，寒气及体，风雨乃行。终之气，畏火司令，阳乃大化，蛰虫出见，流水不冰，地气大发，草乃生，人乃舒，其病温厉。必折其郁气，资其化源，赞其运气，无使邪胜。岁宜以辛调上，以咸调下，畏火之气，无妄犯之。用温远温，用热远热，用凉远凉，用寒远寒，食宜同法。有假反常，此之道也，反是者病。

帝曰：善。夫子之言可谓悉矣，然何以明其应乎？岐伯曰：昭乎哉问也！夫六气者，行有次，止有位，故常以正月朔日平旦视之。睹其位而知其所在矣。运有余，其至先，运不及，其至后，此天之道，气之常也。运非有余非不足，是谓正岁，其至当其时也。帝曰：胜复之气，其常在也，灾眚[6]时至，候也奈何？岐伯曰：非气化者，是谓灾也。帝曰：天地之数，终始奈何？岐伯曰：悉乎哉问也！是明道也。数之始，起于上而终于下，岁半之前，天气主之，岁半之后，地气主之，上下交互，气交主之，岁纪毕矣。故曰：位明气月可知乎，所谓气也。帝曰：余司其事，则而行之，不合其数何也？岐伯曰：气用多少，化治有盛衰，衰盛多少，同其化也。帝曰：愿闻同化何如？岐伯曰：风温春化同，热曛昏火夏化同，胜与复同，燥清烟露秋化同，云雨昏瞑埃长夏化同，寒气霜雪冰冬化同，此天地五运六气之化，更用盛衰之常也。帝曰：五运行同天化者，命曰天符，余知之矣。愿闻同地化者何谓也？岐伯曰：太过而同天化者三，不及而同天化者亦三，太过而同地化者三，不及而同地化者亦三，此凡二十四岁也。帝曰：愿闻其所谓也。岐伯曰：甲辰甲戌太宫下加太阴，壬寅壬申太角下加厥阴，庚子庚午太商下加阳明，如是者三。癸巳癸亥少徵下加少阳，辛丑辛未少羽下加太阳，癸卯癸酉少徵下加少阴，如是者三。戊子戊午太徵上临少阴，戊寅戊申太徵上临少阳，丙辰丙戌太羽上临太阳，如是者三。丁巳丁亥少角上临厥阴，乙卯乙酉少商上临阳明，己丑己未少宫上临太阴，如是者三。除此二十四岁，则不加不临也。帝曰：加者何谓？岐伯曰：太过而加同天符，不及而加同岁会也。帝曰：临者何谓？岐伯曰：太过不及，皆曰天符，而变行有多少，病形有微甚，生死有早晏耳。帝曰：夫子言用寒远寒，用热远热，余未知其然也，愿闻何谓远？岐伯曰：热不犯热，寒无犯寒，从者和，逆者病，不可不敬畏而远之，所谓时兴六位也。帝曰：温凉如何？岐伯曰：司气以热，用热无犯，司气以寒，用寒无牙巳，司气以凉，用凉无犯，司气以温，用温无犯，间气同其主无犯，异其主则小犯之，是谓四畏，必谨察之。帝曰：善。其犯者何如？岐伯曰：天气反时，则可依时，及胜其主则可犯，以平为期，而不可过，是谓邪气反胜者。故曰：无失天信，无逆气宜，无翼其胜，无赞其复，是谓至治。

帝曰：善。五运气行主岁之纪，其有常数乎？岐伯曰：臣请次之。

甲子　甲午岁

上少阴火　中太宫土运　下阳明金　热化二，雨化五，燥化四，所谓正化日也。其化上咸寒，中苦热，下酸热，所谓药食宜也。

乙丑　乙未岁

上太阴土　中少商金运　下太阳水　热化寒化胜复同，所谓邪气化日也。灾七宫。湿化五，清化四，寒化六，所谓正化日也。其化上苦热，中酸和，下甘热，所谓药食宜也。

丙寅　丙申岁

上少阳相火　中太羽水运　下厥阴木　火化二，寒化六，风化三，所谓正化日也。其化上咸寒，中咸温，下辛温，所谓药食宜也。

丁卯（岁会）　丁酉岁

上阳明金　中少角木运　下少阴火　清化热化胜复同，所谓邪气化日也。灾三宫。燥化九，风化三，热化七，所谓正化日也。其化上苦小温，中辛和，下咸寒，所谓药食宜也。

戊辰　戊戌岁

上太阳水　中太徵火运　下太阴土　寒化六，热化七，湿化五，所谓正化日也。其化上苦温，中甘和，下甘温，所谓药食宜也。

己巳　己亥岁

上厥阴木　中少宫土运　下少阳相火　风化清化胜复同，所谓邪气化日也。灾五宫。风化三，湿化五，火化七，所谓正化日也。其化上辛凉，中甘和，下咸寒，所谓药食宜也。

庚午（同天符）　庚子岁（同天符）

上少阴火　中太商金运　下阳明金　热化七，清化九，燥化九，所谓正化日也。其化上咸寒，中辛温，下酸温，所谓药食宜也。

辛未（同岁会）　辛丑岁（同岁会）

上太阴土　中少羽水运　下太阳水　雨化风化胜复同，所谓气化日也。灾一宫。雨化五，寒化一，所谓正化日也。其化上苦热，中苦和，下苦热，所谓药食宜也。

壬申（同天符）　壬寅岁（同天符）

上少阳相火　中太角木运　下厥阴木　火化二，风化八，所谓正化日也。其化上咸寒，中酸和，下辛凉，所谓药食宜也。

癸酉（同岁会）　癸卯岁（同岁会）

上阳明金　中少徵火运　下少阴火　寒化雨化胜复同，所谓邪气化日也。灾九宫。燥化九，热化二，所谓正化日也。其化上苦小温，中咸温，下咸寒，所谓药食宜也。

甲戌（岁会同天符）　甲辰岁（岁会同天符）

上太阳水　中太宫土运　下太阴土　寒化六，湿化五，正化日也。其化上苦热，中苦温，下苦温，药食宜也。

乙亥　乙巳岁

上厥阴木，中少商金运，下少阳相火，热化寒化胜复同，邪气化日也。灾七宫。风化八，清化四，火化二，正化度也。其化上辛凉，中酸和，下咸寒，药食宜也。

丙子（岁会）　丙午岁

上少阴火　中太羽水运　下阳明金　热化二，寒化六，清化四，正化度也。其化上咸寒，中咸热，下酸温，药食宜也。

丁丑丁未岁

上太阴土　中少角木运　下太阳水　清化热化胜复同，邪气化度也。灾三宫。雨化五，风化三，寒化一，正化度也。其化上苦温，中辛温，下甘热，药食宜也。

戊寅　戊申岁（天符）

上少阳相火　中太徵火运　下厥阴木　火化七，风化三，正化度也。其化上咸寒，中甘和，下辛凉，药食宜也。

己卯　己酉岁

上阳明金　中少宫土运　下少阴火　风化清化胜复同，邪气化度也。灾五宫。清化九，雨化五，热化七，正化度也。其化上苦小温，中甘和，下咸寒，药食宜也。

庚辰　庚戌岁

上太阳水　中太商金运　下太阴土　寒化一，清化九，雨化五，正化度也。其化上苦热，中辛温，下甘热，药食宜也。

辛巳　辛亥岁

上厥阴木　中少羽水运　下少阳相火　雨化风化胜复同，邪气化度也。灾一宫。风化三，寒化一，火化七，正化度也。其化上辛凉，中苦和，下咸寒，药食宜也。

壬午　壬子岁

上少阴火　中太角木运　下阳明金　热化二，风化八，清化四，正化度也。其化上咸寒，中酸凉，下酸温，药食宜也。

癸未　癸丑岁

上太阴土　中少徵火运　下太阳水　寒化雨化胜复同，邪气化度也。灾九宫。雨化五，火化二，寒化一，正化度也。其化上苦温，中咸温，下甘热，药食宜也。

甲申　甲寅岁

上少阳相火　中太宫土运　下厥阴木　火化二，雨化五，风化八，正化度也。其化上咸寒，中咸和，下辛凉，药食宜也。

乙酉（太一天符）　乙卯岁（天符）

上阳明金　中少商金运　下少阴火　热化寒化胜复同，邪气化度也。灾七宫。燥化四，清化四，热化二，正化度也。其化上苦小温，中苦和，下咸寒，药食宜也。

丙戌（天符）　丙辰岁（天符）

上太阳水　中太羽水运　下太阴土　寒化六，雨化五，正化度也。其化上苦热，中咸温，下甘热，药食宜也。

丁亥（天符）　丁巳岁（天符）

上厥阴木　中少角木运　下少阳相火　清化热化胜复同，邪气化度也。灾三宫。风化三，火化七，正化度也。其化上辛凉，中辛和，下咸寒，药食宜也。

戊子（天符）　戊午岁（太一天符）

上少阴火　中太徵火运　下阳明金　热化七，清化九，正化度也。其化上咸寒，中甘寒，下酸温，药食宜也。

己丑（太一天符）　己未岁（太一天符）

上太阴土　中少宫土运　下太阳水　风化清化胜复同，邪气化度也。灾五宫。雨化五，寒化一，正化度也。其化上苦热，中甘和，下甘热，药食宜也。

庚寅　庚申岁

上少阳相火　中太商金运　下厥阴木　火化七，清化九，风化三，正化度也。其化上咸寒，中辛温，下辛凉，药食宜也。

辛卯　辛酉岁

上阳明金　中少羽水运　下少阴火　雨化风化胜复同，邪气化度也。灾一宫。清化九，寒化一，热化七，正化度也。其化上苦小温，中苦和，下咸寒，药食宜也。

壬辰　壬戌岁

上太阳水　中太角木运　下太阴土　寒化六，风化八，雨化五，正化度也。其化上苦温，中酸和，下甘温，药食宜也。

癸巳（同岁会）　癸亥（同岁会）

上厥阴木　中少徵火运　下少阳相火　寒化雨化胜复同，邪气化度也。灾九宫。风化八，火化二，正化度也。其化上辛凉，中咸和，下咸寒，药食宜也。

凡此定期之纪，胜复正化，皆有常数，不可不察。故知其要者，一言而终，不知其要，流散无穷，此之谓也。

帝曰：善。五运之气，亦复岁乎？岐伯曰：郁极乃发，待时而作也。帝曰：请问其所谓也？岐伯曰：五常之气，太过不及，其发异也。帝曰：愿卒闻之。岐伯曰：太过者暴，不及者徐，暴者为病甚，徐者为病持。帝曰：太过不及，其数何如？岐伯曰：太过者其数成，不及者其数生，土常以生也。帝曰：其发也何如？岐伯曰：土郁之发，岩谷震惊，雷殷气交，埃昏黄黑，化为白气，飘骤高深，击石飞空，洪水乃从，川流漫衍，田牧土驹。化气乃敷，善为时雨，始生始长，始化始成。故民病心腹胀，肠鸣而为数后，甚则心痛胁䐜，呕吐霍乱，饮发注下，胕肿身重。云奔雨府，霞拥朝阳，山泽埃昏，其乃发也，以其四气。云横天山，浮游生灭。怫之先兆。金郁之发，天洁地明，风清气切，大凉乃举，草数浮烟，燥气以行，霜雾数起，杀气来至，草木苍干，金乃有声。故民病咳逆，心胁满引少腹，善暴痛，不可反侧，嗌干面尘色恶。山泽焦枯，土凝霜卤，怫乃发也，其气五。夜零白露，林莽声凄，怫之兆也。水郁之发，阳气乃辟，阴气暴举，大寒乃至，川泽严凝，寒雾结为霜雪，甚则黄黑昏翳，流行气交，乃为霜杀，水乃见祥。故民病寒客心痛，腰脽痛，大关节不利，屈伸不便，善厥逆，痞坚腹满。阳光不治，空积沉阴，白埃昏瞑，而乃发也，其气二火前后。太虚深玄，气犹麻散，微见而隐，色黑微黄，怫之先兆也。木郁之发，太虚埃昏，云物以扰，大风乃至，屋发折木，木有变。故民病胃脘当心而痛，上肢两胁，膈咽不通，食饮不下，甚则耳鸣眩转，目不识人，善暴僵仆。太虚苍埃，天山一色，或气浊色，黄黑郁若，横云不起雨，而乃发也,其气无常。长川草偃,柔叶呈阴,松吟高山,虎啸岩岫,怫之先兆也。火郁之发,太虚肿翳,大明不彰,炎火行,大暑至,山泽燔燎,材木流津,广厦腾烟,土浮霜卤,止水乃减,蔓草焦黄,风行惑言,湿化乃后。故民病少气,疮疡痈肿,胁腹胸背,面首四肢,䐜愤胪胀,疡痱呕逆,瘛疭骨痛,节乃有动,注下温疟,腹中暴痛,血溢流注,精液乃少,目赤心热,甚则瞀闷懊憹,善暴死。刻终大温,汗濡玄府,其乃发也,其气四。动复则静,阳极反阴,湿令乃化乃成。华发水凝,山川冰雪,焰阳午泽,怫之先兆也。有怫之应而后报也,皆观其极而乃发也,木发无时,水随火也。谨候其时,病可与期,失时反岁,五气不行,生化收藏,政无恒也。帝曰:水发而雹雪,土发而飘骤,木发而毁折,金发而清明,火发而曛昧,何气使然?岐伯曰:气有多少,发有微甚,微者当其气,甚者兼其下,征其下气而见可知也。帝曰:善。五气之发,不当位者何也?岐伯曰:命其差。帝曰:差有数乎?岐伯曰:后皆三十度而有奇也。帝曰:气至而先后者何?岐伯曰:运太过则其至先,运不及则其至后,此候之常也。帝曰:当时而至者何也?岐伯曰:非太过非不及,则至当时,非是者眚也。帝曰:善。气有非时而化者何也?岐伯曰:太过者当其时,不及者归其己胜也。帝曰:四时之气,至有早晏高下左右,其候何如?岐伯曰:行有逆顺,至有迟速,故太过者化先天,不及者化后天。帝曰:愿闻其行何谓也?岐伯曰:春气西行,夏气北行,秋气东行,冬气南行。故春气始于下,秋气始于上,夏气始于中,冬气始于标。春气始于左,秋气始于右,冬气始于后,夏气始于前。此四时正化之常。故至高之地,冬气常在,至下之地,春气常在,必谨察之。帝曰:善。

黄帝问曰:五运六气之应见,六化之正,六变之纪何如?岐伯对曰:夫六气正纪,有化有变,有胜有复,有用有病,不同其候,帝欲何乎?帝曰:愿尽闻之。岐伯曰:请遂言之。夫气之所至也,厥阴所至为和平,少阴所至为暄,太阴所至为埃溽,少阳所至为炎暑,阳明所至为清劲,太阳所至为寒雰,时化之常也。厥阴所至为风府为璺启[7],少阴所至为火府为舒荣,太阴所至为雨府为员盈,少阳所至为热府为行出,阳明所至为司杀府为庚苍,太阳所至为寒府为归藏,司化之常也。厥阴所至为生为风摇，少阴所至为荣为形见，太阴所至为化为云雨，少阳所至为长为番鲜，阳明所至为收为雾露，太阳所至为藏为周密，气化之常也。厥阴所至为风生，终为肃；少阴所至为热生，中为寒；太阴所至为湿生，终为注雨；少阳所至为火生，终为蒸溽；阳明所至为燥生，终为凉；太阳所至为寒生，中为温。德化之常也。厥阴所至为毛化，少阴所至为羽化，太阴所至为倮化，少阳所至为羽化，阳明所至为介化，太阳所至为鳞化，德化之常也。厥阴所至为生化，少阴所至为荣化，太阴所至为濡化，少阳所至为茂化，阳明所至为坚化，太阳所至为藏化，布政之常也。厥阴所至为飘怒大凉，少阴所至为大暄寒，太阴所至为雷霆骤注烈风，少阳所至为飘风燔燎霜凝，阳明所至为散落温，太阳所至为寒雪冰雹白埃，气变之常也。厥阴所至为挠动为迎随，少阴所至为高明焰为曛，太阴所至为沉阴为白埃为晦暝，少阳所至为光显为彤云为曛，阳明所至为烟埃为霜为劲切为凄鸣，太阳所至为刚固为坚芒为立，令行之常也。厥阴所至为里急，少阴所至为疡胗身热，太阴所至为积饮痞隔，少阳所至为嚏呕为疮疡，阳明所至为浮虚，太阳所至为屈伸不利，病之常也。厥阴所至为支痛，少阴所至为惊惑恶寒战栗谵妄，太阴所至为稸满，少阳所至为惊躁瞀昧暴病，阳明所至为鼽尻阴股膝髀腨䯒足病，太阳所至为腰痛，病之常也。厥阴所至为软戾，少阴所至为悲妄衄蔑，太阴所至为中满霍乱吐下，少阳所至为喉痹耳鸣呕涌，阳明所至为皴揭，太阳所至为寝汗痉，病之常也。厥阴所至为胁痛呕泄，少阴所至为语笑，太阴所至为重胕肿，少阳所至为暴注瞤瘈暴死，阳明所至为鼽嚏，太阳所至为流泄禁止，病之常也。凡此十二变者，报德以德，报化以化，报政以政，报令以令，气高则高，气下则下，气后则后，气前则前，气中则中，气外则外，位之常也。故风胜则动，热胜则肿，燥胜则干，寒胜则浮，湿胜则濡泄，甚则水闭胕肿，随气所在，以言其变耳。帝曰：愿闻其用也。岐伯曰：夫六气之用，各归不胜而为化，故太阴雨化，施于太阳；太阳寒化，施于少阴；少阴热化，施于阳明；阳明燥化，施于厥阴；厥阴风化，施于太阴。各命其所在以征之也。帝曰：自得其位何如？岐伯曰：自得其位，常化也。帝曰：愿闻所在也。岐伯曰：命其位而方月可知也。

帝曰：六位之气盈虚何如？岐伯曰：太少异也，太者之至徐而常，少者暴而亡。帝曰：天地之气，盈虚何如？岐伯曰：天气不足，地气随之，地气不足，天气从之，运居其中而常先也。恶所不胜，归所同和，随运归从而生其病也。故上胜则天气降而下，下胜则地气迁而上，多少而差其分，微者小差，甚者大差，甚则位易气交易，则大变生而病作矣。《大要》曰：甚纪五分，微纪七分，其差可见。此之谓也。帝曰：善。论言热无犯热，寒无犯寒。余欲不远寒，不远热奈何？岐伯曰：悉乎哉问也！发表不远热，攻里不远寒。帝曰：不发不攻而犯寒犯热何如？岐伯曰：寒热内贼，其病益甚。帝曰：愿闻无病者何如？岐伯曰：无者生之，有者甚之。帝曰：生者何如？岐伯曰：不远热则热至，不远寒则寒至，寒至则坚否腹满，痛急下利之病生矣，热至则身热，吐下霍乱，痈疽疮疡，瞀郁注下，瞤瘛肿胀，呕鼽衄头痛，骨节变肉痛，血溢血泄，淋闭之病生矣。帝曰：治之奈何？岐伯曰：时必顺之，犯者治以胜也。黄帝问曰：妇人重身，毒之何如？岐伯曰：有故无殒，亦无殒也。帝曰：愿闻其故何谓也？岐伯曰：大积大聚，其可犯也，衰其太半而止，过者死。帝曰：善。郁之甚者治之奈何？岐伯曰：木郁达之，火郁发之，土郁夺之，金郁泄之，水郁折之，然调其气，过者折之，以其畏也，所谓泻之。帝曰：假者何如？岐伯曰：有假其气，则无禁也。所谓主气不足，客气胜也。帝曰：至哉圣人之道！天地大化运行之节，临御之纪，阴阳之政，寒暑之令，非夫子孰能通之！请藏之灵兰之室，署曰《六元正纪》，非斋戒不敢示，慎传也。

按：六元，指风、火、湿、热、燥、寒六种气候变化的本元，也就是主岁的六气；正，即政；纪，即记事。三十年为一纪，六十年为一周。本篇主要记录了六十年内，六气司天、在泉、五运主岁时的气象、物候、灾异变化规律，故篇名为"六元正纪大论"。具体内容包括六十年内运气合治及运气胜复正化的具体情况；五运、六气的同化；五运、六气来临的先后次序；六气十二变的有关内容；五气郁发的物象及致病情况。

注：

1. 六化六变：六气在一年中的正常变化，称为六化；其异常变化，称为六变。

2. 五气：新校正云："详'五气'疑作'天气'，则与上下文相协。"

3. 故岁宜苦以燥之燥之温之：按新校正云，此九字当在"避虚邪以安其正"句下。

4. 赞：同"赞"，辅佐之意。

5. 差夏：立秋之后，即夏末秋初。

6. 眚：灾异。

7. 璺启：璺，裂纹；王冰注："璺，微裂也；启，开坼也。"

七、至真要大论篇第七十四（《素问》）

黄帝问曰：五气交合，盈虚更作，余知之矣。六气分治，司天地者，其至何如？岐伯再拜对曰：明乎哉问也！天地之大纪，人神之通应也。帝曰：愿闻上合昭昭，下合冥冥奈何？岐伯曰：此道之所主，工之所疑也。帝曰：愿闻其道也。岐伯曰：厥阴司天，其化以风；少阴司天，其化以热；太阴司天，其化以湿；少阳司天，其化以火；阳明司天，其化以燥；太阳司天，其化以寒。以所临藏位，命其病者也。帝曰：地化奈何？岐伯曰：司天同候，间气皆然。帝曰：间气何谓？岐伯曰：司左右者，是谓间气也。帝曰：何以异之？岐伯曰：主岁者纪岁，间气者纪步也。帝曰：善。岁主奈何？岐伯曰：厥阴司天为风化，在泉为酸化，司气为苍化，间气为动化。少阴司大为热化，在泉为苦化，不司气化，居气为灼化。太阴司天为湿化，在泉为甘化，司气为黅化，间气为柔化。少阳司天为火化，在泉为苦化，司气为丹化，间气为明化。阳明司天为燥化，在泉为辛化，司气为素化，间气为清化。太阳司天为寒化，在泉为咸化，司气为玄化，间气为藏化。故治病者，必明六化分治，五味五色所生，五藏所宜，乃可以言盈虚病生之绪也。帝曰：厥阴在泉而酸化先，余知之矣。风化之行也何如？岐伯曰：风行于地，所谓本也，余气同法。本乎天者；天之气也，本乎地者，地之气也，天地合气，六节分而万物化生矣。故曰：谨候气宜，无失病机。此之谓也。帝曰：其主病何如？岐伯曰：司岁备物，则无遗主矣。帝曰：先岁物何也？

岐伯曰：大地之专精也。帝曰：司气者何如？岐伯曰：司气者主岁同，然有余不足也。帝曰：非司岁物何谓也？岐伯曰：散也，故质同而异等也，气味有薄厚，性用有躁静，治保有多少，力化有浅深，此之谓也。帝曰：岁主藏害何谓？岐伯曰：以所不胜命之，则其要也。帝曰：治之奈何？岐伯曰：上淫于下，所胜平之，外淫于内，所胜治之。帝曰：善。平气何如？岐伯曰：谨察阴阳所在而调之，以平为期，正者正治，反者反治。帝曰：夫子言察阴阳所在而调之，论言人迎与寸口相应，若引绳小大齐等，命曰平，阴之所在寸口何如？岐伯曰：视岁南北，可知之矣。帝曰：愿卒闻之。岐伯曰：北政之岁，少阴在泉，则寸口不应；厥阴在泉，则右不应；太阴在泉，则左不应。南政之岁，少阴司天，则寸口不应；厥阴司天，则右不应；太阴司天，则左不应。诸不应者，反其诊则见矣。帝曰：尺候何如？岐伯曰：北政之岁，三阴在下，则寸不应；三阴在上，则尺不应。南政之岁，三阴在天，则寸不应；三阴在泉，则尺不应。左右同。故曰：知其要者，一言而终，不知其要，流散无穷。此之谓也。

　　帝曰：善。天地之气，内淫而病何如？岐伯曰：岁厥阴在泉，风淫所胜，则地气不明，平野昧，草乃早秀。民病洒洒振寒，善伸数欠，心痛支满，两胁里急，饮食不下，膈咽不通，食则呕，腹胀善噫，得后与气，则快然如衰，身体皆重。岁少阴在泉，热淫所胜，则焰浮川泽，阴处反明。民病腹中常鸣，气上冲胸，喘不能久立，寒热皮肤痛，目瞑齿痛颔肿，恶寒发热如疟，少腹中痛腹大，蛰虫不藏。岁太阴在泉，草乃早荣，湿淫所胜，则埃昏岩谷，黄反见黑，至阴之交。民病饮积，心痛，耳聋浑浑焞焞，嗌肿喉痹，阴病血见，少腹痛肿，不得小便，病冲头痛，目似脱，项似拔，腰似折，髀不可以回，腘如结，踹如别。岁少阳在泉，火淫所胜，则焰明郊野，寒热更至。民病注泄赤白，少腹痛溺赤，甚则血便。少阴同候。岁阳明在泉，燥淫所胜，则霿雾清暝。民病喜呕，呕有苦，善太息，心胁痛不能反侧，甚则嗌干面尘，身无膏泽，足外反热。岁太阳在泉，寒淫所胜，则凝肃惨栗。民病少腹控睾，引腰脊，上冲心痛，血见，嗌痛颔肿。帝曰：善。治之奈何？岐伯曰：诸气在泉，风淫于内，治以辛凉，佐以苦，以甘缓之，以辛散之。热淫于内，治以咸寒，佐以甘苦，以酸收之，以苦发之。湿淫于内，治以苦热，佐以酸淡，以苦燥之，以淡泄之。火淫于内，治以咸冷，佐以苦辛，以酸收之，以苦发之。燥淫于内，治以苦温，佐以甘辛，以苦下之。寒淫于内，治以甘热，佐以苦辛，以咸泻之，以辛润之，以苦坚之。帝曰：善。天气之变何如？岐伯曰：厥阴司天，风淫所胜，则太虚埃昏，云物以扰，寒生春气，流水不冰。民病胃脘当心而痛。上支两胁，膈咽不通，饮食不下，舌本强，食则呕，冷泄腹胀，溏泄瘕水闭，蛰虫不去，病本于脾。冲阳绝，死不治。少阴司天，热淫所胜，怫热至，火行其政。民病胸中烦热，嗌干，右胠满，皮肤痛，寒热咳喘，大雨且至，唾血血泄，鼽衄嚏呕，溺色变，甚则疮疡胕肿，肩背臂臑及缺盆中痛，心痛肺䐜，腹大满，膨膨而喘咳，病本于肺。尺泽绝，死不治。太阴司天，湿淫所胜，则沉阴且布，雨变枯槁，胕肿骨痛阴痹，阴痹者按之不得，腰脊头项痛，时眩，大便难，阴气不用，饥不欲食，咳唾则有血，心如悬，病本于肾。太溪绝，死不治。少阳司天，火淫所胜，则温气流行，金政不平。民病头痛，发热恶寒而疟，热上皮肤痛，色变黄赤，传而为水，身面胕肿，腹满仰息，泄注赤白，疮疡咳唾血，烦心胸中热，甚则鼽衄，病本于肺。天府绝，死不治。阳明司天，燥淫所胜，则木乃晚荣，草乃晚生，筋骨内变，民病左胠胁痛，寒清于中，感而疟，大凉革候，咳，腹中鸣，注泄鹜溏，名木敛，生菀于下，草焦上首，心胁暴痛，不可反侧，嗌干面尘腰痛，丈夫㿗疝，妇人少腹痛，目昧眦，疡疮痤痈，蛰虫来见，病本于肝。太冲绝，死不治。太阳司天，寒淫所胜，则寒气反至，水且冰，血变于中，发为痈疡，民病厥心痛，呕血血泻鼽衄，善悲时眩仆。运火炎烈，雨暴乃雹，胸腹满，手热肘挛腋肿，心澹澹[1]大动，胸胁胃脘不安，面赤目黄，善噫嗌干，甚则色炲，渴而欲饮，病本于心。神门绝，死不治。所谓动气，知其藏也。帝曰：善。治之奈何？岐伯曰：司天之气，风淫所胜，平以辛凉，佐以苦甘，以甘缓之，以酸泻之。热淫所胜，平以咸寒，佐以苦甘，以酸收之。湿淫所胜，平以苦热，佐以酸辛，以苦燥之，以淡泄之。湿上甚而热，治以苦温，佐以甘辛，以汗为故而止。火淫所胜，平以酸冷，佐以苦甘，以酸收之，以苦发之，以酸复之，热淫同。燥淫所胜，平以苦湿，佐以酸辛，以苦下之。寒淫所胜，平以辛热，佐以甘苦，以咸泻

《内经》运气七篇

之。帝曰：善。邪气反胜，治之奈何？岐伯曰：风司于地，清反胜之，治以酸温，佐以苦甘，以辛平之。热司于地，寒反胜之，治以甘热，佐以苦辛，以咸平之。湿司于地，热反胜之，治以苦冷，佐以咸甘，以苦平之。火司于地，寒反胜之，治以甘热，佐以苦辛，以咸平之。燥司于地，热反胜之，治以平寒，佐以苦甘，以酸平之，以和为利。寒司于地，热反胜之，治以咸冷，佐以甘辛，以苦平之。帝曰：其司天邪胜何如？岐伯曰：风化于天，清反胜之，治以酸温，佐以甘苦。热化于天，寒反胜之，治以甘温，佐以苦酸辛。湿化于天，热反胜之，治以苦寒，佐以苦酸。火化于天，寒反胜之，治以甘热，佐以苦辛。燥化于天，热反胜之，治以辛寒，佐以苦甘。寒化于天，热反胜之，治以咸冷，佐以苦辛。

帝曰：六气相胜奈何？岐伯曰：厥阴之胜，耳鸣头眩，愦愦[2]欲吐，胃膈如寒，大风数举，倮虫不滋，胠胁气并，化而为热，小便黄赤，胃脘当心而痛，上肢两胁，肠鸣飧泄，少腹痛，注下赤白，甚则呕吐，膈咽不通。少阴之胜，心下热善饥，脐下反动，气游三焦，炎暑至，木乃津，草乃萎，呕逆躁烦，腹满痛溏泄，传为赤沃[3]。太阴之胜，火气内郁，疮疡于中，流散于外，病在胠胁，甚则心痛热格，头痛喉痹项强，独胜则湿气内郁，寒迫下焦，痛留顶，互引眉间，胃满，雨数至，燥[4]化乃见，少腹满，腰䐴重强，内不便，善注泄，足下温，头重足胫胕肿，饮发于中，胕肿于上。少阳之胜，热客于胃，烦心心痛，目赤欲呕，呕酸善饥，耳痛溺赤，善惊谵妄，暴热消烁，草萎水涸，介虫乃屈，少腹痛，下沃赤白。阳明之胜，清发于中，左胠胁痛溏泄，内为嗌塞，外发㿗疝，大凉肃杀，华英改容，毛虫乃殃，胸中不便，嗌塞而咳。太阳之胜，凝凓且至，非时水冰，羽乃后化，痔疟发，寒厥入胃，则内生心痛，阴中乃疡，隐曲不利，互引阴股，筋肉拘苛，血脉凝泣，络满色变，或为血泄，皮肤否肿，腹满食减，热反上行，头项囟顶脑户中痛，目如脱，寒入下焦，传为濡泻。帝曰：治之奈何？岐伯曰：厥阴之胜，治以甘清，佐以苦辛，以酸泻之。少阴之胜，治以辛寒，佐以苦咸，以甘泻之。太阴之胜，治以咸热，佐以辛甘，以苦泻之。少阳之胜，治以辛寒，佐以甘咸，以甘泻之。阳明之胜，治以酸温，佐以辛甘，以苦泄之。太阳之胜，治以甘热，佐以辛酸，以咸泻之。帝曰：六气之复何如？岐伯曰：悉乎哉问也！厥阴之复，少腹坚满，里急暴痛，偃木飞沙，倮虫不荣，厥心痛，汗发呕吐，饮食不入，入而复出，筋骨掉眩清厥，甚则入脾，食痹而吐。冲阳绝，死不治。少阴之复，燠热内作，烦躁鼽嚏，少腹绞痛，火见燔焫，嗌燥，分注时止，气动于左，上行于右，咳，皮肤痛，暴喑心痛，郁冒不知人，乃洒淅恶寒，振栗谵妄，寒已而热，渴而欲饮，少气骨痿，隔肠不便，外为浮肿哕噫。赤气后化，流水不冰，热气大行，介虫不复，病痱疹疮疡，痈疽痤痔，甚则入肺，咳而鼻渊。天府绝，死不治。太阴之复，湿变乃举，体重中满，食饮不化，阴气上厥，胸中不便，饮发于中，咳喘有声，大雨时行，鳞见于陆，头顶痛重，而掉瘛尤甚，呕而密默，唾吐清液，甚则入肾，窍泻无度。太溪绝，死不治。少阳之复，大热将至，枯燥燔热，介虫乃耗，惊瘛咳衄，心热烦躁，便数憎风，厥气上行，面如浮埃，目乃瞤瘛；火气内发，上为口糜呕逆，血溢血泄，发而为疟，恶寒鼓栗，寒极反热，嗌络焦槁，渴引水浆，色变黄赤，少气脉萎，化而为水，传为胕肿，甚则入肺，咳而血泄。尺泽绝，死不治。阳明之复，清气大举，森木苍干，毛虫乃厉。病生胠胁，气归于左，善太息，甚则心痛否满，腹胀而泄，呕苦咳哕烦心，病在膈中头痛，甚则入肝，惊骇筋挛。太冲绝，死不治。太阳之复，厥气上行，水凝雨冰，羽虫乃死，心胃生寒，胸膈不利，心痛否满，头痛善悲，时眩仆，食减，腰脽反痛，屈伸不便，地裂冰坚，阳光不治，少腹控睾，引腰脊，上冲心，唾出清水，及为哕噫，甚则入心，善忘善悲。神门绝，死不治。帝曰：善。治之奈何？岐伯曰：厥阴之复，治以酸寒，佐以甘辛，以酸泻之，以甘缓之。少阴之复，治以咸寒，佐以苦辛，以甘泻之，以酸收之，辛苦发之，以咸软之。太阴之复，治以苦热，佐以酸辛，以苦泻之，燥之，泄之。少阳之复，治以咸冷，佐以苦辛，以咸软之，以酸收之，辛苦发之。发不远热[5]，无犯温凉。少阴同法。阳明之复，治以辛温，佐以苦甘，以苦泄之，以苦下之，以酸补之。太阳之复，治以咸热，佐以甘辛，以苦坚之。治诸胜复，寒者热之，热者寒之，温者清之，清者温之，散者收之，抑者散之，燥者润之，急者缓之，坚者软之，脆者坚之，衰者补之，强者泻之，各安其气，必清必静，则病气衰去，归其所宗，此治之大体也。

帝曰：善。气之上下何谓也？岐伯曰：身半以上，其气三矣，天之分也，天气主之。身半以下，其气三矣，地之分也，地气主之。以名命气，以气命处，而言其病。半，所谓天枢也。故上胜而下俱病者，以地名之。下胜而上俱病者，以天名之。所谓胜至，报气屈伏而未发也。复至则不以天地异名，皆如复气为法也。帝曰：胜复之动，时有常乎？气有必乎？岐伯曰：时有常位，而气无必也。帝曰：愿闻其道也。岐伯曰：初气终三气，天气主之，胜之常也。四气尽终气，地气主之，复之常也。有胜则复，无胜则否。帝曰：善。复已而胜何如？岐伯曰：胜至则复，无常数也，衰乃止耳。复已而胜，不复则害，此伤生也。帝曰：复而反病何也？岐伯曰：居非其位，不相得也。大复其胜则主胜之，故反病也。所谓火燥热也。帝曰：治之何如？岐伯曰：夫气之胜也，微者随之，甚者制之。气之复也，和者平之，暴者夺之。皆随胜气，安其屈伏，无问其数，以平为期，此其道也。帝曰：善。客主之胜复奈何？岐伯曰：客主之气，胜而无复也。帝曰：其逆从何如？岐伯曰：主胜逆，客胜从，天之道也。帝曰：其生病何如？岐伯曰：厥阴司天，客胜则耳鸣掉眩，甚则咳；主胜则胸胁痛，舌难以言。少阴司天，客胜则鼽嚏颈项强，肩背瞀热，头痛少气，发热耳聋目瞑，甚则胕肿血溢，疮疡咳喘。主胜则心热烦躁，甚则胁痛支满。太阴司天，客胜则首面胕肿，呼吸气喘；主胜则胸腹满，食已而瞀。少阳司天，客胜则丹胗外发，及为丹熛疮疡，呕逆喉痹，头痛嗌肿，耳聋血溢，内为瘛疭；主胜则胸满咳仰息，甚而有血，手热。阳明司天，清复内余，则咳衄嗌塞，心鬲中热，咳不止而白血出者死[6]。太阳司天，客胜则胸中不利，出清涕，感寒则咳；主胜则喉嗌中鸣。厥阴在泉，客胜则大关节不利，内为痉强拘瘛，外为不便；主胜则筋骨繇并，腰腹时痛。少阴在泉，客胜则腰痛，尻股膝髀腨胻足痛，瞀热以酸，胕肿不能久立，溲便变；主胜则厥气上行，心痛发热，鬲中，众痹皆作，发于胠胁，魄汗不藏，四逆而起。太阴在泉，客胜则足痿下重，便溲不时；湿客下焦，发而濡泻，及为肿隐曲之疾；主胜则寒气逆满，食饮不下，甚则为疝。少阳在泉，客胜则腰腹痛而反恶寒，甚则下白溺白；主胜则热反上行而客于心，心痛发热，格中而呕。少阴同候。阳明在泉，客胜则清气动下，少腹坚满而数便泻；主胜则腰重腹痛，少腹生寒，下为鹜溏，则寒厥于肠，上冲胸中，甚则喘不能久立。太阳在泉，寒复内余，则腰尻痛，屈伸不利，股胫足膝中痛。帝曰：善。治之奈何？岐伯曰：高者抑之，下者举之，有余折之，不足补之，佐以所利，和以所宜，必安其主客，适其寒温，同者逆之，异者从之。帝曰：治寒以热，治热以寒，气相得者逆之，不相得者从之，余以知之矣。其于正味何如？岐伯曰：木位之主，其泻以酸，其补以辛。火位之主，其泻以甘，其补以咸。土位之主，其泻以苦，其补以甘。金位之主，其泻以辛，其补以酸。水位之主，其泻以咸，其补以苦。厥阴之客，以辛补之，以酸泻之，以甘缓之。少阴之客，以咸补之，以甘泻之，以咸收之。太阴之客，以甘补之，以苦泻之，以甘缓之。少阳之客，以咸补之，以甘泻之，以咸软之。阳明之客，以酸补之，以辛泻之，以苦泄之。太阳之客，以苦补之，以咸泻之，以苦坚之，以辛润之。开发腠理，致津液通气也。帝曰：善。愿闻阴阳之三也何谓？岐伯曰：气有多少，异用也。帝曰：阳明何谓也？岐伯曰：两阳合明也。帝曰：厥阴何也？岐伯曰：两阴交尽也。

帝曰：气有多少，病有盛衰，治有缓急，方有大小，愿闻其约奈何？岐伯曰：气有高下，病有远近，证有中外，治有轻重，适其至所为故也。大要曰：君一臣二，奇之制也；君二臣四，偶之制也；君二臣三，奇之制也；君二臣六，偶之制也。故曰：近者奇之，远者偶之，汗者不以奇，下者不以偶，补上治上制以缓，补下治下制以急，急则气味厚，缓则气味薄，适其至所，此之谓也。病所远而中道气味之者，食而过之，无越其制度也。是故平气之道，近而奇偶，制小其服也。远而奇偶，制大其服也。大则数少，小则数多，多则九之，少则二之。奇之不去则偶之，是谓重方。偶之不去，则反佐以取之，所谓寒热温凉，反从其病也。帝曰：善。病生于本，余知之矣。生于标者，治之奈何？岐伯曰：病反其本，得标之病，治反其本，得标之方。帝曰：善。六气之胜，何以候之？岐伯曰：乘其至也，清气大来，燥之胜也，风木受邪，肝病生焉。热气大来，火之胜也，金燥受邪，肺病生焉。寒气大来，水之胜也，火热受邪，心病生焉。湿气大来，土之胜也，寒水受邪，肾病生焉。风气大来，木之胜也，土湿受邪，脾病生焉。所谓感邪而生病也。乘年之虚，则邪甚也。失时之和，亦邪甚也。遇月之空，亦邪甚也。重感于邪，则病危矣。有胜之气，其必来复也。帝曰：其脉至何如？岐伯曰：厥阴之至其脉弦，少阴之至其脉钩，太阴之至其脉沉，少阳之至大而浮，阳明之至短而涩，太阳之至大而长。至而和则平，至而甚则病，至而反者病，至而不至者病，未至而至者病。阴阳易者危。

帝曰：六气标本，所从不同奈何？岐伯曰：气有从本者，有从标本者，有不从标本者也。帝曰：愿卒闻之。岐伯曰：少阳太阴从本，少阴太阳从本从标，阳明厥阴，不从标本从乎中也。故从本者化生于本，从标本者有标本之化，从中者以中气为化也。帝曰：脉从而病反者，其诊何如？岐伯曰：脉至而从，按之不鼓，诸阳皆然。帝曰：诸阴之反，其脉何如？岐伯曰：脉至而从，按之鼓甚而盛也。是故百病之起，有生于本者，有生于标者，有生于中气者，有取本而得者，有取标而得者，有取中气而得者，有取标本而得者，有逆取而得者，有从取而得者。逆，正顺也，若顺，逆也。故曰：知标与本，用之不殆，明知逆顺，正行无问。此之谓也。不知是者，不足以言诊，足以乱经。故《大要》曰：粗工嘻嘻，以为可知，言热未已，寒病复始，同气异形，迷诊乱经。此之谓也。夫标本之道，要而博，小而大，可以言一而知百病之害，言标与本，易而无损，察本与标，气可令调，明知胜复，为万民式，天之道毕矣。帝曰：胜复之变，早晏何如？岐伯曰：夫所胜者，胜至已病，病已愠愠，而复已萌也。夫所复者，胜尽而起，得位而甚，胜有微甚，复有少多，胜和而和，胜虚而虚，天之常也。帝曰：胜复之作，动不当位，或后时而至，其故何也？岐伯曰：夫气之生，与其化衰盛异也。寒暑温凉盛衰之用，其在四维[7]。故阳之动，始于温，盛于暑；阴之动，始于清，盛于寒。春夏秋冬，各差其分。故《大要》曰：彼春之暖，为夏之暑，彼秋之忿，为冬之怒，谨按四维，斥候皆归，其终可见，其始可知。此之谓也。帝曰：差有数乎？岐伯曰：又凡三十度也。帝曰：其脉应皆何如？岐伯曰：差同正法，待时而去也。脉要曰：春不沉，夏不弦，冬不涩，秋不数，是谓四塞。沉甚曰病，弦甚曰病，涩甚曰病，数甚曰病，参见曰病，复见曰病，未去而去曰病，去而不去曰病，反者死。故曰：气之相守司也，如权衡之不得相失也。夫阴阳之气，清净则生化治，动则苛疾起，此之谓也。帝曰：幽明何如？岐伯曰：两阴交尽故曰幽，两阳合明故曰明，幽明之配，寒暑之异也。帝曰：分至何如？岐伯曰：气至之谓至，气分之谓分，至则气同，分则气异，所谓天地之正纪也。帝曰：夫子言春秋气始于前，冬夏气始于后，余已知之矣。然六气往复，主岁不常也，其补泻奈何？岐伯曰：上下所主，随其攸利，正其味，则其要也。左右同法。《大要》曰：少阳之主，先甘后咸；阳明之主，先辛后酸；太阳之主，先咸后苦；厥阴之主，先酸后辛；少阴之主，先甘后咸；太阴之主，先苦后甘。佐以所利，资以所生，是谓得气。

帝曰：善。夫百病之生也，皆生于风寒暑湿燥火，以之化之变也。经言盛者泻之，虚则补之，余锡以方土，而方士用之尚未能十全，余欲令要道必行，桴鼓相应，犹拔刺雪污，工巧神圣，可得闻乎？岐伯曰：审察病机，无失气宜，此之谓也。帝曰：愿闻病机何如？岐伯曰：诸风掉眩，皆属于肝。诸寒收引，皆属于肾。诸气膹郁，皆属于肺。诸湿肿满，皆属于脾。诸热瞀瘛，皆属于火。诸痛痒疮，皆属于心。诸厥固泄，皆属于下。诸痿喘呕，皆属于上。诸禁鼓栗，如丧神守，皆属于火。诸痉项强，皆属于湿。诸逆冲上，皆属于火。诸胀腹大，皆属于热。诸燥狂越，皆属于火。诸暴强直，皆属于风。诸病有声，鼓之如鼓，皆属于热。诸病胕肿疼酸惊骇，皆属于火。诸转反戾，水液浑浊，皆属于热。诸病水液，澄彻清冷，皆属于寒。诸呕吐酸，暴注下迫，皆属于热。故大要曰：谨守病机，各司其属，有者求之，无者求之，盛者责之，虚者责之，必先五胜，疏其血气，令其调达，而致和平。此之谓也。

帝曰：善。五味阴阳之用何如？岐伯曰：辛甘发散为阳，酸苦涌泄为阴，咸味涌泄为阴，淡味渗泄为阳。六者或收或散，或缓或急，或燥或润，或软或坚，以所利而行之，调其气使其平也。帝曰：非调气而得者，治之奈何？有毒无毒，何先何后？愿闻其道。岐伯曰：有毒无毒，所治为主，适大小为制也。帝曰：请言其制。岐伯曰：君一臣二，制之小也；君一臣三佐五，制之中也；君一臣三佐九，制之大也。寒者热之，热者寒之，微者逆之，甚者从之，坚者削之，客者除之，劳者温之，结者散之，留者攻之，燥者濡之，急者缓之，散者收之，损者温之，逸者行之，惊者平之，上之下之，摩之浴之，薄之劫之，开之发之，适事为故[8]。帝曰：何谓逆从？岐伯曰：逆者正治，从者反治，从少从多，观其事也。帝曰：反治何谓？岐伯曰：热因寒用，寒因热用[9]，塞因塞用，通因通用，必伏其所主，而先其所因，其始则同，其终则异，可使破积，可使溃坚，可使气和，可使必已。帝曰：善。气调而得者何如？岐伯曰：逆之从之，逆而从之，从而逆之，疏气令调，则其道也。帝曰：善。病之中外何如？岐伯曰：从内之外者，调其内；从外之内者，治其外；从内之外而盛于外者，先调其内而后治其外；从外之内而盛于内者，先治其外而后调其内；中外不相及，则治主病。帝曰：善。火热复，恶寒发热，有如疟状，或一日发，或间数日发，其故何也？岐伯曰：胜复之气，会遇之时，有多少也。阴气多而阳气少，则其发日远；阳气多而阴气少，则其发日近。此胜复相薄，盛衰之节，疟亦同法。帝曰：论言治寒以热，治热以寒，而方士不能废绳墨而更其道也。有病热者寒之而热，有病寒者热之而寒，二者皆在，新病复起，奈何治？岐伯曰：诸寒之而热者取之阴，热之而寒者取之阳，所谓求其属也。帝曰：善。服寒而反热。服热而反寒，其故何也？岐伯曰：治其王气是以反也。帝曰：不治王而然者何也？岐伯曰：悉乎哉问也！不治五味属也。夫五味入胃，各归所喜，故酸先入肝，苦先入心，甘先入脾，辛先入肺，咸先入肾，久而增气，物化之常也。气增而久，天之由也。帝曰：善。方制君臣何谓也？岐伯曰：主病之谓君，佐君之谓臣，应臣之谓使，非上下三品之谓也。帝曰：三品何谓？岐伯曰：所以明善恶之殊贯也。帝曰：善。病之中外何如？岐伯曰：调气之方，必别阴阳，定其中外，各守其乡，内者内治，外者外治，微者调之，其次平之，盛者夺之，汗之下之，寒热温凉，衰之以属，随其攸利，谨道如法，万举万全，气血正平，长有天命。帝曰：善。

按： 本篇重点讨论了六气司天、在泉、胜气、复气、标本寒热等病理变化所出现的病症、诊断及其治疗原则；正治法与反治法的含义及作用；病机十九条的具体内容；同时还讨论了治方法则、药物服法、禁忌等内容。作者认为本篇内容非常真切而又重要，故篇名为"至真要大论"。

注：

1. 心澹澹：心中悸动不宁貌。
2. 愦愦：烦乱不安貌。
3. 赤沃：血痢、尿血之类疾病。
4. 燥：《类经》卷第二十七作"湿"。
5. 发不远热：《六元正纪大论》作"发表不远热"。
6. 而白血出者死："而"字当为"面"字的坏文。
7. 四维：此指春、夏、秋、冬四时。
8. 适事为故：以适合病情为准则。
9. 热因寒用，寒因热用：应为"热因热用，寒因寒用。"

《内经》医学教育

《素问·移精变气论篇第十三》

黄帝问曰：余闻古之治病，惟其移精变气，可祝由而已。今世治病，毒药治其内，针石治其外，或愈或不愈，何也？岐伯对曰：往古人居禽兽之闲，动作以避寒，阴居以避暑，内无眷慕之累，外无伸宦之形，此恬惔之世，邪不能深入也。故毒药不能治其内，针石不能治其外，故可移精祝由而已。当今之世不然，忧患缘其内，苦形伤其外，又失四时之从，逆寒暑之宜，贼风数至，虚邪朝夕，内至五藏骨髓，外伤空窍肌肤，所以小病必甚，大病必死，故祝由不能已也。

《素问·五运行大论篇第六十七》

夫变化之用，天垂象，地成形，七曜纬虚，五行丽地。地者，所以载生成之形类也。虚者，所以列应天之精气也。形精之动，犹根本之枝叶也，仰观其象，虽远可知也。

帝曰：地之为下否乎？岐伯曰：地为人之下，太虚之中者也。帝曰：冯乎？岐伯曰：大气举之也。

《素问·气交变大论篇第六十九》

帝曰：余闻得其人不教，是谓失道，传非其人，慢泄天宝。余诚菲德，未足以受至道；然而众子哀其不终，愿夫子保于无穷，流于无极，余司其事，则而行之奈何？岐伯曰：请遂言之也。《上经》曰：夫道者，上知天文，下知地理，中知人事，可以长久。此之谓也。

善言天者，必应于人，善言古者，必验于今，善言气者，必彰于物，善言应者，同天地之化，善言化言变者，通神明之理。

《素问·示从容论篇第七十六》

黄帝燕坐，召雷公而问之曰：汝受术诵书者，若能览观杂学，及于比类，通合道理，为余言子所长，五藏六府，胆胃大小肠脾胞膀胱，脑髓涕唾，哭泣悲哀，水所从行，此皆人之所生，治之过失，子务明之，可以十全，即不能知，为世所怨。雷公曰：臣请诵《脉经·上下篇》甚众多矣，别异比类，犹未能以十全，又安足以明之。

　　帝曰：子别试通五藏之过，六府之所不和，针石之败，毒药所宜，汤液滋味，具言其状，悉言以对，请问不知。雷公曰：肝虚肾虚脾虚，皆令人体重烦冤，当投毒药刺灸砭石汤液，或已或不已，愿闻其解。帝曰：公何年之长而问之少，余真问以自谬也。吾问子窈冥，子言上下篇以对，何也？夫脾虚浮似肺，肾小浮似脾，肝急沉散似肾，此皆工之所时乱也，然从容得之。若夫三藏土木水参居，此童子之所知，问之何也？雷公曰：于此有人，头痛筋挛骨重，怯然少气，哕噫腹满，时惊不嗜卧，此何藏之发也？脉浮而弦，切之石坚，不知其解，复问所以三藏者，以知其比类也。帝曰：夫从容之谓也。夫年长则求之于府，年少则求之于经，年壮则求之于藏。今子所言皆失，八风菀熟，五藏消烁，传邪相受。夫浮而弦者，是肾不足也。沉而石者，是肾气内著也。怯然少气者，是水道不行，形气消索也。咳嗽烦冤者，是肾气之逆也。一人之气，病在一藏也。若言三藏俱行，不在法也。

　　雷公曰：于此有人四肢解墯，喘咳血泄，而愚诊之，以为伤肺，切脉浮大而紧，愚不敢治，粗工下砭石，病愈多出血，血止身轻，此何物也？帝曰：子所能治，知亦众多，与此病失矣。譬以鸿飞，亦冲于天。夫圣人之治病，循法守度，援物比类，化之冥冥，循上及下，何必守经？今夫脉浮大虚者，是脾气之外绝，去胃外归阳明也。夫二火不胜三水，是以脉乱而无常也。四支解墯，此脾精之不行也。喘咳者，是水气并阳明也。血泄者，脉急血无所行也。若夫以为伤肺者，由失以狂也。不引比类，是知不明也。夫伤肺者，脾气不守，胃气不清，经气不为使，真藏坏决，经脉傍绝，五藏漏泄，不衄则呕，此二者不相类也。譬如天之无形，地之无理，白与黑相去远矣。是失吾过矣，以子知之，故不告子。明引比类《从容》，是以名曰诊轻，是谓至道也。

《素问·疏五过论篇第七十七》

　　凡未诊病者，必问尝贵后贱，虽不中邪，病从内生，名曰脱营。尝富后贫,名曰失精,五气留连,病有所并。医工诊之,不在藏府,不变躯形,诊之而疑,不知病名。身体日减,气虚无精,病深无气,洒洒然时惊,病深者,以其外耗于卫,内夺于荣。良工所失,不知病情,此亦治之一过也。

凡欲诊病者,必问饮食居处。暴乐暴苦,始乐后苦,皆伤精气,精气竭绝,形体毁沮。暴怒伤阴,暴喜伤阳,厥气上行,满脉去形。愚医治之,不知补泻,不知病情,精华日脱,邪气乃并,此治之二过也。

善为脉者,必以比类奇恒从容知之,为工而不知道,此诊之不足贵,此治之三过也。

诊有三常,必问贵贱,封君败伤,及欲候王。故贵脱势,虽不中邪,精神内伤,身必败亡。始富后贫,虽不伤邪,皮焦筋屈,痿躄为挛。医不能严,不能动神,外为柔弱,乱至失常,病不能移,则医事不行,此治之四过也。

凡诊者,必知终始,有知余绪,切脉问名,当合男女,离绝菀结,忧恐喜怒,五藏空虚,血气离守,工不能知,何术之语。尝富大伤,斩筋绝脉,身体复行,令泽不息。故伤败结,留薄归阳,脓积寒炅。粗工治之,亟刺阴发,唯言死日,亦为粗工,此治之五过也。

凡此五者,皆受术不通,人事不明也。

《素问·徵四失论篇第七十八》

所以不十全者,精神不专,志意不理,外内相失,故时疑殆。诊不知阴阳逆从之理,此治之一失矣。受师不卒,妄作杂术,谬言为道,更名自功,妄用砭石,后遗自咎,此治之二失也。不适贫富贵贱之居,坐之薄厚,形之寒温,不适饮食之宜,不别人之勇怯,不知比类,足以自乱,不足以自明,此治之三失也。诊病不问其始,忧患饮食之失节,起居之过度,或伤于毒,不先言此,卒持寸口,何病能中,妄言作名,为粗所穷,此治之四失也。

是以世人之语者,驰千里之外,不明尺寸之论,诊无人之事。治数之道,从容之葆,坐持寸口,诊不中五脉,百病所起,始以自怨,遗师其咎。是故治不能循理,弃术于市,妄治时愈,愚心自得。

《素问·方盛衰论篇第八十》

诊有十度，度人脉度、藏度、肉度、筋度、俞度。阴阳气尽，人病自具。脉动无常，散阴颇阳，脉脱不具，诊无常行，诊必上下，度民君卿，受师不卒，使术不明，不察逆从，是为妄行，持雌失雄，弃阴附阳，不知并合，诊故不明，传之后世，反论自章。

至阴虚，天气绝；至阳盛，地气不足。阴阳并交，至人之所行。阴阳并交者，阳气先至，阴气后至。是以圣人持诊之道，先后阴阳而持之，奇恒之势乃六十首，诊合微之事，追阴阳之变，章五中之情，其中之论，取虚实之要，定五度之事，知此乃足以诊。是以切阴不得阳，诊消亡，得阳不得阴，守学不湛，知左不知右，知右不知左，知上不知下，知先不知后，故久不治。知丑知善，知病知不病，知高知下，知坐知起，起行知止，用之有纪，诊道乃具，万世不殆。起所有余，知所不足，度事上下，脉事因格。

《灵枢·九针十二原第一》

今夫五藏之有疾也，譬犹刺也，犹污也，犹结也，犹闭也。刺虽久，犹可拔也；污虽久，犹可雪也；结虽久，犹可解也；闭虽久，犹可决也。或言久疾不可取者，非其说也。夫善用针者，取其疾也，犹拔刺也，犹雪污也，犹解结也，犹决闭也，疾虽久，犹可毕也。言不可治者，未得其术也。

《灵枢·逆顺肥瘦第三十八》

黄帝问于岐伯曰：余闻针道于夫子，众多毕悉矣，夫子之道应若失，而据未有坚然者也，夫子之问学熟乎，将审察于物而心生之乎？岐伯曰：圣人之为道者，上合于天，下合于地，中合于人事，必有明法，以起度数，法式检押，乃后可传焉。故匠人不能释尺寸而意短长，废绳墨而起平木也，工人不能置规而为圆，去矩而为方。知用此者，固自然之物，易用之教，逆顺之常也。黄帝曰：愿闻自然奈何？岐伯曰：临深决水，不用功力，而水可竭也。循掘决冲，而经可通也。此言气之滑涩，血之清浊，行之逆顺也。

《灵枢·外揣第四十五》

黄帝曰：余闻九针九篇，余亲授其调，颇得其意。夫九针者，小之则无内，大之则无外，深不可为下，高不可为盖，恍惚无穷，流溢无极，余知其合于天道人事因时之变也，然余愿杂之毫毛，浑束为一，可乎？岐伯曰：明乎哉问也，非独针道焉，夫治国亦然。黄帝曰：余愿闻针道，非国事也。岐伯曰：夫治国者，夫惟道焉，非道，何可小大深浅，杂合而为一乎？

黄帝曰：愿卒闻之。岐伯曰：日与月焉，水与镜焉，鼓与响焉。夫日月之明，不失其影，水镜之察，不失其形，鼓响之应，不后其声，动摇则应和，尽得其情。黄帝曰：窘乎哉！昭昭之明不可蔽。其不可蔽，不失阴阳也。合而察之，切而验之，见而得之，若清水明镜之不失其形也。五音不彰，五色不明，五藏波荡，若是则内外相袭，若鼓之应桴，响之应声，影之似形。故远者司外揣内，近者司内揣外，是谓阴阳之极，天地之盖，请藏之灵兰之室，弗敢使泄也。

《灵枢·禁服第四十八》

雷公问于黄帝曰：细子得受业，通于九针六十篇，旦暮勤服之，近者编绝，久者简垢，然尚讽诵弗置，未尽解于意矣。外揣言浑束为一，未知所谓也。夫大则无外，小则无内，大小无极，高下无度，束之奈何？士之才力，或有厚薄，智虑褊浅，不能博大深奥，自强于学若细子，细子恐其散于后世，绝于子孙，敢问约之奈何？黄帝曰：善乎哉问也！此先师之所禁，坐私传之也，割臂歃血之盟也。子若欲得之，何不斋乎。雷公再拜而起曰：请闻命于是也。乃斋宿三日而请曰：敢问今日正阳，细子愿以受盟。黄帝乃与俱入斋室，割臂歃血，黄帝亲祝曰：今日正阳，歃血传方，有敢背此言者，反受其殃。雷公再拜曰：细子受之。黄帝乃左握其手，右授之书，曰：慎之慎之，吾为子言之。

凡刺之理，经脉为始，营其所行，知其度量，内刺五脏，外刺六腑，审察卫气，为百病母，调其虚实，虚实乃止，泻其血络，血尽不殆矣。雷公曰：此皆细子之所以通，未知其所约也。黄帝曰：夫约方者，犹约囊也，囊满而弗约，则输泄，方成弗约，则神与弗俱。雷公曰：愿为下材者，勿满而约之。黄帝曰：未满而知约之以为工，不可以为天下师。

《灵枢·贼风第五十八》

黄帝曰：今夫子之所言者，皆病人之所自知也。其毋所遇邪气，又毋怵惕之所志，卒然而病者，其故何也？唯有因鬼神之事乎？岐伯曰：此亦有故邪留而未发，因而志有所恶，及有所慕，血气内乱，两气相搏。其所从来微，视之不见，听而不闻，故似鬼神。黄帝曰：其祝而已者，其故何也？岐伯曰：先巫者，因知百病之胜，先知其病之所从生者，可祝而已也。

《灵枢·官能第七十三》

雷公问于黄帝曰：《针论》曰：得其人乃传，非其人勿言。何以知其可传？黄帝曰：各得其人，任之其能，故能明其事。雷公曰：愿闻官能奈何？黄帝曰：明目者，可使视色。聪耳者，可使听音。捷疾辞语者，可使传论语。徐而安静，手巧而心审谛者，可使行针艾，理血气而调诸逆顺，察阴阳而兼诸方。缓节柔筋而心和调者，可使导引行气。疾毒言语轻人者，可使唾痈呪病。爪苦手毒，为事善伤者，可使按积抑痹。各得其能，方乃可行，其名乃彰。不得其人，其功不成，其师无名。故曰：得其人乃言，非其人勿传，此之谓也。手毒者，可使试按龟，置龟于器下而按其上，五十日而死矣；手甘者，复生如故也。

《内经》引文

《素问·六节藏象论篇第九》

太过不及奈何？岐伯曰：在经有也。

王冰注："言《玉机真藏论篇》已具言五气平和太过不及之旨也。"

新校正："详王注言《玉机真藏论》已具，按本篇言脉之太过不及，即不论运气之太过不及与平气，当云《气交变大论》《五常政大论篇》已具言也。"

《素问·玉版论要篇第十五》

揆度者，度病之浅深也。奇恒者，言奇病也。请言道之至数，五色脉变，揆度奇恒，道在于一。神转不回，回则不转，乃失其机。

《素问·三部九候论篇第二十》

余闻九针于夫子，众多博大，不可胜数。

《素问·评热病论篇第三十三》

有病肾风者，面胕痝壅，害于言，……不能正偃，正偃则咳，病名曰风水，论在《刺法》中。

王冰注："《刺法》，篇名，今经亡。"

且夫《热论》曰：汗出而脉尚躁盛者死。

《素问·疟论篇第三十五》

故经言曰：方其盛时必毁，因其衰也，事必大昌，此之谓也。

经言：无刺熇熇之热，无刺浑浑之脉，无刺漉漉之汗，故为其病逆未可治也。

《素问·腹中论篇第四十》

有病少腹盛，上下左右皆有根，此为何病？可治不？岐伯曰：病名曰伏梁。……论在《刺法》中。

王冰注:"今经亡。"

《素问·痿论篇第四十四》

故《本病》曰:大经空虚,发为肌痹,传为脉痿。

故《下经》曰:筋痿者,生于肝使内也。

故《下经》曰:肉痿者,得之湿地也。

故《下经》曰:骨痿者,生于大热也。

《素问·病能论篇第四十六》

《上经》者,言气之通天也。《下经》者,言病之变化也。《金匮》者,决死生也。《揆度》者,切度之也。《奇恒》者,言奇病也。所谓奇者,使奇病不得以四时死也,恒者,得以四时死也。所谓揆者,方切求之也,言切求其脉理也;度者,得其病处,以四时度之也。

《素问·奇病论篇第四十七》

《刺法》曰:无损不足,益有余,以成其疹。

所谓无损不足者,身羸瘦,无用镵石也。"无益其有余"者,腹中有形而泄之,泄之则精出而病独擅中,故曰疹成也。

口苦者,病名为何?何以得之?岐伯曰:病名曰胆瘅,……治之以胆募俞,治在《阴阳十二官相使》中。

《素问·调经论篇第六十二》

余闻《刺法》言:言余泻之,不足补之。

《素问·五运行大论篇第六十七》

《论》言:天地之动静,神明为之纪;阴阳之升降,寒暑彰其兆。

新校正:"详《论》谓《阴阳应象大论》及《气交变大论》文,彼云'阴阳之往复,寒暑彰其兆'。"

臣览《太始天元册》文:丹天之气经于牛女戊分,黅天之气经于心尾己分,苍天之气经于危室柳鬼;素天之气经于亢氐昴毕,玄天之气经于张翼娄胃。所谓戊己分者,奎壁角轸,则天地之门户也。

《脉法》曰:天地之变,无以脉诊。

《素问·气交变大论篇第六十九》

《上经》曰:夫道者,上知天文,下知地理,中知人事,可以长久。

《素问·五常政大论篇第七十》

故大要曰：无代化，无达时，必养必和，待其来复，此之谓也。

王冰注："《大要》，上古经法也。"

《素问·至真要大论篇第七十四》

脉要曰：春不沉，夏不弦，冬不涩，秋不数，是谓四塞。沉甚曰病，弦甚曰病，涩甚曰病，数甚曰病，参见曰病，复见曰病，未去而去曰病，去而不去曰病，反者死。

经言：盛者泻之，虚者补之。

论言：治寒以热，治热以寒。

《素问·著至教论篇第七十五》

子不闻《阴阳传》乎？

王冰注："《阴阳传》，上古书名也。"

《素问·示从容论篇第七十六》

臣请诵《脉经·上下篇》甚众多矣。……吾问窈子冥，子言上下篇以对，何也？

《素问·疏五过论篇第七十七》

《上经》《下经》，揆度阴阳，奇恒五中，决以明堂，审于终始，可以横行。

《素问·阴阳类论篇第七十九》

却念上下经阴阳从容。

王冰注："帝念脉经上下篇，阴阳比类……"

臣悉尽意，受传经脉，颂得从容之道，以合《从容》。

王冰注："公言臣所颂诵今从容之妙道，以合上古从容而比类形名。"

黄帝曰：在经论中。

王冰注："上古经之中也。"

《素问·方盛衰论篇第八十》

奇恒之势乃六十首，诊合微之事，追阴阳之变，章五中之情，其中之论，取虚实之要，定五度之事，知此乃足以诊。

王冰注："奇恒势六十首，今世不传。"

合之五诊，调之阴阳，以在《经脉》

王冰注："《灵枢经》备有调阴阳合五诊，故引之曰以在经脉也。《经脉》则《灵枢经》之篇目也。"

《素问·解精微论篇第八十一》

故谚言曰：心悲名曰志悲。志与心精，共凑于目也。

帝曰：在经有也。

王冰注："《灵枢经》有悲哀涕泣之义。"

《灵枢·经脉第十》

禁脉（服）之言，凡刺之理，经脉为始，营其所行，制其度量，内次五藏，外别六府。

《灵枢·骨度第十四》

脉度言经脉之长短，何以立之？伯高曰：先度其骨节之大小广狭长短，而脉度定矣。

《灵枢·脉度第十七》

黄帝曰：愿闻脉度。岐伯答曰：手之六阳，从手至头，长五尺，五六三丈；……

《灵枢·师传第二十九》

《本藏》以身形支节䐃肉，候五藏六府之小大焉。

《灵枢·胀论第三十五》

近者一下，远者三下，无问虚实，工在疾泻。……《胀论》言无问虚实，工在疾泻，近者一下，远者三下。

《灵枢·外揣第四十五》

然余愿杂之毫毛，浑束为一，可乎。

《灵枢·本藏第四十七》

五藏者，固有小大高下坚脆端正偏倾者；六府亦有小大长短厚薄结直缓急。凡此二十五者，各不同，或善或恶，或吉或凶。

《灵枢·禁服第四十八》

凡刺之量，经脉为始，营其所行，知其度量，内刺（次）五藏，外刺（别）六府，……

外揣言：浑束为一。未知所谓也。

《灵枢·逆顺第五十五》

兵法曰：无迎逢逢之气，无击堂堂之阵。

刺法曰：无刺熇熇之热，无刺漉漉之汗，无刺浑浑之脉，无刺病与脉相逆者。

故曰：方其盛也，勿敢毁伤，刺其已衰，事必大昌。

刺法曰：无刺熇熇之热，无刺漉漉之汗，无刺浑浑之脉，无刺病与脉相逆者。

《灵枢·官能第七十三》

针论曰：得其人乃传，非其人勿言。……故曰得其人乃言，非其人勿传，此之谓也。

《内经》遗文

《素问·刺腰痛篇第四十一》

此"厥阴之脉令人腰痛,腰中如张弓弩弦"下,王冰注"其多别者,与太阴、少阳结于腰髁下狭脊第三,第四骨空中,其穴即中髎、下髎"。

按:王注"其支别者……狭脊第三,第四骨空中,"当是《灵枢·经脉》"足厥阴脉"之脱文。

《史记·扁鹊列传》张守节《正义》

黄帝《素问》云:"待切脉而知病。寸口六脉,三阴三阳,皆随春秋冬夏观其脉之变,则知病之逆顺也。"杨玄操云:"切,按也。"

《素问》云:"面色青,脉当弦急;面色赤,脉当浮而短;面色黑,脉当沉浮而滑也。"

《素问》云:"好器者肺病,好歌者脾病,好妄言者心病,好呻吟者肾病,好叫呼者肝病也。"

《素问》云:"欲得温而不欲见人者藏家病,欲得寒而见人者府家病也。"

缠音直延反。缠缘谓脉缠绕胃也。《素问》云"延缘落,络脉也",恐非此义也。

遂音直类反。《素问》云:"阳脉下遂难反,阴脉上争如弦也。"

女九反。《素问》云:"纽,赤脉也。"

《素问》云:"支者顺节,兰者横节,阴支兰胆藏也。"

《素问》云:"手足各有三阴三阳:太阴,少阴,厥阴;太阳,少阳,阳明也。五会谓百会、胸会、听会、气会、臑会也。"

《八十一难》云:"肺之原出于太渊,心之原出于大陵,肝之原出于太冲；脾之原出于太白，肾之原出于太溪，少阴之原出于兑骨，胆之原出于丘墟，胃之原出于冲阳，三焦之原出于阳池，膀胱之原出于京骨，大肠之原出于合谷，小肠之原出于腕骨。十二经皆以输为原也。"

按：此五藏六府之输也。

《八十一难》云："阴病行阳，阳病行阴，故令募在阴，俞在阳。"杨玄操云："腹为阴，五藏募皆在腹，故云募皆在阴。背为阳，五藏俞皆在背，故云俞皆在阳。内脏有病则出行于阳，阳俞在背也。外体有病则入行于阴，阴募在腹也。"针法云："从阳引阴，从阴引阳也。"

《八十一难》云："脉居阴部反阳脉见者，为阳入阴中，是阳乘阴也，脉虽时沉涩而短，此谓阳中伏阴也。脉居阳部而阴脉见者，是阴乘阳也，脉虽时沉滑而长，此谓阴中伏阳也。胃，水谷之海也。"

徐广曰："维"作"结"。

《八十一难》云："十二经脉，十五络脉，阳维阴维之脉也。"

《八十一难》云："三焦者，水谷之道路，气之所终始也。上焦在心下，下膈在胃上口也。中焦在胃中脘，不上不下也。下焦在脐下，当膀胱上口也。膀胱者，津液之府也，溺九升九合也。"言经络下于三焦及膀胱也。

《八十一难》云："府会太仓，藏会季肋，筋会阳陵泉，髓会绝骨，血会膈俞，骨会大杼，脉会太渊，气会三焦，此谓八会也。"

《八十一难》云："知一为下工，知二为中工，知三为上工。上工者十全九，中工者十全八，下工者十全六。"吕广云："五藏一病辄有五，解一藏为下工，解三藏为中工，解五藏为上工也。"

《内经》通假文

《素问·上古天真论篇第一》
务快其心,逆于生乐。
而尽终其天年,……身年虽寿,能生子也。
不惧于物。
乃问于天师曰。
《素问·四气调神大论篇第二》
云雾不精则上应白露不下。
天明则日月不明,邪害空窍,……地气者冒明。
故身无奇病……从之则苛疾不起。
夫病已成而后药之。
《素问·骨空论篇第六十》
数刺其俞而药之。
《素问·四气调神大论篇第二》
肾气独沈。
以缓秋刑。
愚者佩之。
《素问·生气通天论篇第三》
高粱之变,足生大丁。
欲如运枢。
有伤于筋,纵,其若不容。
故圣人传精神。
苍天之气清净,则志意治。

《素问·四气通天论篇第二》
天气清净光明者也。

《素问·生气通天论篇第三》
阴阳，藏精而起亟也。

故圣人传精神，服天气，而通神明。

气立如故。

风客淫气，精乃亡，邪伤肝也。

筋脉横解，脉澼为痔。

肾气不衡。

因于气，为肿。

《素问·金匮真言论篇第四》
合夜至鸡鸣。

此平人脉法也。

冬气者病在四支。

故春善病鼽衄，……春不鼽衄。

故善为脉者。

《素问·阴阳应象大论篇第五》
齿干以烦冤。

能冬不能夏……能夏不能冬。

病之形能也。

阴在内，阳之守也，……从欲快志于虚无之守。

乐恬憺之能。

天有八纪，地有五里。

形不足者，温之以气。

其高者，因而越之；其下者，引而竭之。

热胜则肿。

壮火食气。

寒胜则浮。

阴阳者，万物之能始也。

喘粗为之俛仰。

涕泣俱出矣。

气虚宜掣引之。

《素问·阴阳离合论篇第六》

结于命门。

《素问·阴阳别论篇第七》

魄汗未藏。

《素问·生气通天论篇第三》

魄汗未尽。

《素问·阴阳别论篇第七》

二阳之病发心脾。

其传为息贲者，死不治。

为偏枯痿易，四支不举，……结阳者，肿四支。

阴阳结斜，多阴少阳，曰石水少腹肿。

其传为㿉疝。

《素问·灵兰秘典论篇第八》

君主之官也，……凡此十二官者，不得相失也。

川都之官。

肖者瞿瞿。

《素问·六节藏象论篇第九》

天食人以五气，地食人以五味。

九分为九野，九野为九藏。

关格之脉羸。

《素问·五藏生成篇第十》

此四支八豁之朝夕也。

赤脉之至也，喘而坚……白脉之至也，喘而浮。

时客于食，名曰心痹。

得之醉而使内也。

如以缟裹栝楼实。

多食辛，则筋急而爪枯。

魄门亦为五藏使。

《素问·异法方宜论篇第十二》

其治宜灸焫,故灸焫者,亦从北方来。

其民嗜酸而食胕。

《素问·移精变气论篇第十三》

可祝由而已,……故可移精祝由而已。……故祝由不能已也。

贼风数至,虚邪朝夕。

治以草苏草荄之枝。

粗工兇兇。

逆从到行。

汤液十日,……汤液治其内。

外伤空窍肌肤。

《灵枢·百病始生第六十六》

孔窍干壅。

《素问·汤液醪醴论篇第十四》

五藏阳以竭也。

而形施于外。

去宛陈莝。

《素问·玉版论要篇第十五》

其见深者,必齐主治。

《素问·诊要经终论篇第十六》

天气始方,地气始发,人气在肝。三月四月,天气正方,地气定发,人气在脾。

又且善瘛。

令人洒洒时寒。

《素问·脉要精微论篇第十七》

五藏者,中之守也。……得守则生,失守者死。

溢饮者,暴渴多饮而易入肌皮肠胃之外也。

五色精微象见矣,其寿不久也。

徵其脉小色不夺者,新病也。徵其脉不夺其色夺者,此久病也。徵其脉与五色俱夺者,此久病也。徵其脉与五色俱不夺者,新病也。

脉风成为疠。

是故持脉有道，虚静为保。

《素问·平人气象论篇第十八》

盛喘数绝者，则病在中，……寸口脉沈而喘，曰寒热。

结而横有积矣，……寸口脉沈而横，曰胁下有积，腹中有横积痛。

尺脉缓濇，谓之解㑊。

《素问·玉机真藏论篇第十九》

太过则令人善忘，忽忽眩冒而巅疾。

病名曰疝瘕，少腹冤热而痛，出白，一名曰蛊。

病名曰脾风发瘅，……出黄。

闷瞀。

目匡陷。

泄利前后。

《素问·经脉别论篇第二十一》

发为白汗。

《素问·宝命全形论篇第二十五》

木敷者，其叶发。

《素问·通评虚实论篇第二十八》

乳子而病热，……乳子中风。

《素问·刺热篇第三十二》

热争则腰痛不可用俛仰。

其逆则项痛员员澹澹然。

《素问·评热病论篇第三十三》

病名阴阳交，交者死也。

人所以汗出者，皆生于谷，谷生于精。

使人强上冥视。

唾出若涕，……欬出青黄涕。

欬出青黄涕，其状如脓，大如弹丸。

从口中若鼻中出。

有病肾风者，面胕痝然。

壅害于言，可刺不？

以救俛仰。

不能正偃，正偃则欬，……卧不得正偃，正偃则欬出清水也。

卧则惊，惊则欬甚也。

《素问·逆调论篇第三十四》

人有四支热，逢风寒如炙如火者何也？……四支者阳也，……逢风而如炙如火者，是人当肉烁也。

人身非常温也，非常热也，为之热而烦满者何也？

《素问·刺疟篇第三十六》

熇熇喝喝然。

足少阳之疟，令人身体解㑊。

足阳明之虐，令人先寒洒淅，洒淅寒甚，久乃热。

刺郄中出血。

小便不利，如癃状，非癃也，数便意。

胻中悒悒。

目眴眴然。

肾疟者，令人洒洒然。

《素问·气厥论篇第三十七》

脾移热于肝，则为惊衄。

肺移热于肾，传为柔痓。

胞移热于膀胱，则癃溺血。

小肠移热于大肠，为虙瘕为沈。

大肠移热于胃，善食而瘦人，谓之食亦。胃移热于胆，亦曰食亦。

胆移热于脑则辛頞鼻渊。鼻渊者，浊涕下不止也，传为衄衊瞑目。

《素问·欬论篇第三十八》

喉中介介如梗状。

阴阴引肩背。

使人多涕唾而面浮肿气逆也。

《素问·举痛论篇第三十九》

举痛论篇第三十九。

炅则气泄，……炅则腠理开，荣卫通，汗大泄，故气泄。

得炅则痛立止，……与炅气相薄则脉满。

故宿昔而成积矣。

阴气竭，阳气未入。

瘅热焦渴。

《素问·腹中论篇第四十》

病有少腹盛，上下左右皆有根，此为何病？可治不？

上则迫胃脘生鬲侠胃脘肉痈。

勿动亟夺，论在《刺法》中。

灸之则瘖，石之则狂，……灸之则阳气入阴，入则瘖；石之则阳气虚，虚则狂。

何以知怀子之且生也？

身有病而无邪脉也。

《素问·痿论篇第四十四》

则皮毛虚弱急薄著则生痿躄也。

主闰宗筋。

《素问·大奇论篇第四十八》

大奇论篇第四十八。

肾雍，脚下至少腹满。

肺之雍，喘而两胠满，……肝雍，……肾雍。

胻有大小，髀胻大，跛易偏枯。

心脉满大，痫瘛筋挛。肝脉小急，痫瘛筋挛。

不鼓皆为瘕，……三阳急为瘕。

脉至如喘，名曰暴厥。暴厥者，不知与人言。

不瘖舌转，可治，三十日起。其从者瘖，三岁起。

男子发左，女子发右。

《素问·大奇论篇第四十八》

脉至如交漆，交漆者，左右傍至也。

《素问·脉解篇第四十九》

所谓强上引背者，阳气大上而争，故强上也。

内夺而厥，则为瘖俳，此肾虚也。

《灵枢·热病第二十三》

痱之为病也，身无痛者，四肢不收，智乱不甚，其言微知，可治；甚则不能言，不可治也。

《素问·脉解篇第四十九》

所谓甚则跃者，……故谓跃。

所谓得后与气则快然如衰者，十二月阴气不衰而阳气且出，故曰得后与气则快然如衰也。

所为色色不能久立。

《素问·刺要论篇第五十》

泝泝然寒慄。

《素问·皮部论篇第五十六》

名曰害蜚。

泝然起毫毛。

毛直而败。

《素问·气府论篇第五十九》

侠脊以下至尻尾二十一节十五间各一，……大椎以下至尻尾足傍十五穴。

面鼽骨空各一。

《素问·骨空论篇第六十》

厌之令病者呼譩譆。

八髎在腰尻分间，……脊骨下空，在尻骨下空，……尻骨空，在髀骨之后相去四寸。

或骨空，在口下当两肩。

次灸橛骨，以年为壮数。

贯齐中央，……齐下关无灸之。

足阳明跗上动脉灸之。

不得前后，为冲疝。

《素问·缪刺论篇第六十三》

不得前后，先饮利药。

《素问·骨空论篇第六十》

其络循阴器，合篡间，绕篡后，……其男子循茎下至篡，与女子等。

《素问·调经论篇第六十二》

喜则气下，悲则气消。

按：前《举痛论篇第三十九》："喜则气缓"，且此上文有"喜怒不节"之"实"，此之"虚"则不当再言"喜"，疑此句为"恐则气下"。

《素问·徵四失论篇第七十八》

妄言作名，为粗所穷。

《素问·阴阳类论篇第七十九》

浮为血瘕，沈为脓胕。

《素问·方盛衰论篇第八十》

亡言妄期，此谓失道。

《素问·解精微论篇第八十一》

夫心者，五藏之专精也。

按：专，通"抟"，凝聚也。

《素问·解精微论篇第八十一》

是以人有德也，则气和于目；有亡，忧知于色。

《内经》文法

（一）互文

《素问·逆调论篇第三十四》

黄帝问曰：人身非常温也，非常热也，为之热而烦满者何也？岐伯对曰：阴气少而阳气胜，故热而烦满也。帝曰：人身非衣寒也，中非有寒气也，寒从中生者何？岐伯曰：是人多痹气也，阳气少，阴气多，故身寒如从水中出。

按：《释名·释衣服》："凡服，上曰衣，衣，依也，人所依以芘寒暑也。下曰裳，裳，障也，所以自障蔽也。"《诗·国风·邶风·绿衣》"绿衣黄裳"，《毛苌》传："上曰衣，下曰裳。"

（二）变文

《灵枢·经别第十一》

手少阳之正，指天，别于巅，入缺盆，下走三焦，散于胸中。

按：《说文·一部》："天，颠也，至高无上，从一大。"天，颠叠韵字，前天"天"，后言"巅"，变文耳。巅，颠字同。

（三）对文

《素问·针解篇第五十四》

刺实须其虚者，留针阴气隆至，乃去针也。刺虚须其实者，阳气隆至，针下热乃去针也。

按：此文阴气隆至下当有"针下寒"三字，而"刺虚须其实者"下，则当有"留针"二字。

《素问·五运行大论篇第六十七》

夫变化之用，天垂象，地成形，七曜纬虚，五行丽地，地者，所以载生成之形类也，虚者，所以列应天地之精气也。形精之动，犹根本之与枝叶也。仰观其象，虽远可知也。

按：《周易·系辞下》："见乃谓之象，形乃谓之器。"《管子·内业》："凡人之生也，天出其精，地出其形，合此以为人。"

《素问·上古天真论篇第一》

其次有圣人者，处天地之和，从八风之理，适嗜欲于世俗之间，无恚嗔之心，行不欲离于世被服章举不欲观于俗，外不劳形于事，内无思想之患，以恬愉为务，以自得为功，形体不敝，精神不散，亦可以百数。

（四）修饰对文

《素问·痹论篇第四十三》

痹或痛，或不痛，或不仁，或寒，或热，或燥，或湿，其故何也？"
按：此"或燥"之义，因其行义所需，非实指，故下无答辞。

《素问·藏气法时论篇第二十二》

辛散，酸收，甘缓，苦坚，咸耎。……有辛酸甘苦咸，各有所利，或散或收或缓或急或坚或软，四时五藏，病随五味所宜也。

按：此"或急"之文，乃其行文所需，非实指也。

（五）连锁文

《素问·阴阳应象大论篇第五》

水为阴，火为阳，阳为气，阴为味，味归形，形归气，气归精，精归化。

《灵枢·口问第二十八》

心者，五藏六府之主也。目者，宗脉之所聚也，上液之道也。口鼻者，气之门户也。故悲哀愁忧则心动，心动则五藏六府皆摇，摇则宗脉感，宗脉感则液道开，液道开故泣涕出焉。液者，所以灌精濡空窍者也。故上液之道开则泣，泣不止则液竭，液竭则精不灌，精不灌则目无所见矣，故命曰夺精。补天柱经侠颈。

忧思则心系急，心系急则气道约，约则不利，故太息以伸出之。

（六）韵文

《灵枢·天年第五十四》

五藏坚固，血脉和调，肌肉解利，皮肤致密，营卫之行，不失其常，呼吸微徐，气以度行，六府化谷，津液布扬，各如其常，故能长久。

按："气以度行"之"行"读"杭"音。"故能长久"之"长久"二字，当乙转作"久长"。

（七）营卫双声语转，对用则异、散用则通

《灵枢·五味第五十六》

谷始入于胃，其精微者，先出于胃之两焦，以溉五藏，别出两行，营卫之道。营，《说文·宫部》："营，帀居也。从宫，荧省声。"段玉裁注："帀居，谓围绕而居。余倾切。"

营，与環通。《说文·厶部》："厶，姦衺也。"韩非曰："仓颉作字，自营为厶，凡厶之属皆从厶。"段玉裁注："见《五蠹篇》。今本韩非'营'作'環'。二字双声语转。营训帀居。環训旋绕。其义亦相通。自营为厶。六书之指事也。八厶为公，六书之会意也。息夷切。"

卫，《说文·囗部》："囗：回也，象回帀之形，凡囗之属皆从囗。"段玉裁注："回，转也，按围绕，周围字当用此，围行而囗废矣。匜，周也，羽非切。"

卫，甲骨文"卫"。

《史记·五帝本纪》"以师兵为营卫"，张守节《正义》"环绕军兵为营以自卫，若辕门即其遗象"。

营出中焦，《灵枢·营卫生会第十八》："中焦亦并胃中，出上焦之后，此所受气者，泌糟粕，蒸津液，化其精微，上注于肺脉，乃化而为血，以奉生身，莫贵于此，故独得行于经隧，命曰营气。"

卫出上焦，《灵枢·决气第三十》："上焦开发，宣五谷味，熏肤，充身泽毛，若雾露之溉，是谓气（杨上善注'卫气'）。"《灵枢·营卫生会第十八》："……下足阳明，常与营俱行于阳二十五度，行于阴亦二十五度，一周也，故五十度而复大会于手太阴矣。"

卫出于下焦乃文字之误，为明清伤寒注家未考核其"一"与"二"字形之误随文敷衍而致"积非成是"，从而在学术上遂有"卫出下焦"之说。

营行脉中，卫行脉外。《灵枢·营卫生会第十八》"营周不休。"《素问·举痛论篇第三十九》"经脉流行不止，环周不休。"

《灵枢·经脉第十》"脉为营"，《灵枢·经水第十二》"经脉者，受血而营之"，《灵枢·本藏第四十七》"经脉者，所以行血气而营阴阳，濡筋骨，利关节者也"。《灵枢·经脉第十》："经脉者，所以能决死生，处百病，调虚实，不可不通。肺手太阴之脉……大肠手阳明之脉……胃足阳明之脉……脾足太阴之脉……心手少阴之脉……小肠手太阳之脉……膀胱足太阳之脉……肾足少阴之脉……心主手厥阴心包络之脉……三焦手少阳之脉……胆足少阳之脉……肝足厥阴之脉……。"《灵枢·营气第十六》："……合足厥阴，上行至肝，从肝上注肺，上循喉咙，入颃颡之窍，究于畜门。其支别者，上额循巅下项中，循脊入骶，是督脉也，络阴器，上过毛中，入脐中，上循腹里，入缺盆，下注肺中，复出太阴。此营气之所行也，逆顺之常也。"

此十二经脉一循环，任督二脉一个小循环。

《灵枢·本藏第四十七》："卫气者，所以温分肉，充皮肤，肥腠理，司关合者。"卫气也有两种路线循环，一种是循十二经脉外的路线，主要体现在针刺之迎随补泻手法上，另一种是日行于阳、夜行于阴的规律，即早上睁眼，"是故平旦阴尽，阳气出于目，目张则气上行于头，循项下足太阳，循背下至小指之端。其散者，别于目锐眦，下手太阳，下至手小指之端外侧。其散者，别于目锐眦，下足少阳，注小指次指之间。以上循手少阳之分，侧下至小指之间。别者以上至耳前，合于颔脉，注足阳明，以下行至跗上，入五指之间。其散者，从耳下下手阳明，入大指之间，入掌中。其至于足也，入足心，出内踝下，行阴分，复合于目，故为一周……其始入于阴，常从足少阴注于肾，肾注于心，心注于肺，肺注于肝，肝注于脾，脾复注于肾为周"。在寒天，人和衣而睡不加衣被，睡醒则未有不感冒者。

《素问·气穴论篇第五十八》"肉之大会曰谷，肉之小会曰溪，肉分之间，溪谷之会，以行荣卫，以会大气。"《素问·五藏生成篇第十》"人有大谷十二分，小溪三百五十四名，少十二俞，此皆卫气之所留止，邪气之所客也，针石缘而去之。"《灵枢·刺节真邪第七十五》"卫气不行，则为不仁。"《素问·痹论篇第四十三》"皮肤不营，故为不仁。"《素问·调经论篇第六十二》"血气未并，五藏安定，肌肉蠕动，命曰微风……刺微奈何？岐伯曰：取分肉间，无中其经，无伤其络，卫气得复，邪气乃索。"王冰注："……故肉蠕动，即取分肉间，但开肉分，以出其邪。"

营卫散文则通，对文则异也。

《素问·六节藏象论篇第九》"脾者，仓廪之本，营之居也。"《灵枢·本神第八》"脾藏营，营舍意。"《灵枢·师传第二十九》"脾者主为卫，使之迎粮。"《灵枢·五癃津液别第三十六》"肺为之相，肝为之将，脾为之卫在，肾为之主外。"（对文）《素问·痹论篇第四十三》"荣者，水谷之精气也，和调于五藏，洒陈于六府，乃能入于脉也。故循脉上下，贯五藏，络六府也。卫者，水谷之悍气也。其气慓疾滑利，不能入于脉也。故循皮肤之中，分肉之间，熏于肓膜，散于胸腹。"《灵枢·营卫生会第十八》"其清者为营，浊者为卫。"

注：《素问·经脉别论篇第二十一》"食气入胃，浊气归心，淫精于脉"，此亦是"浊"。《灵枢·营卫生会第十八》"营卫者，精气也"，此卫又是精气，即"清者"，前者称"浊"是指"食"；后者称"清"是对"血"。

《内经》与诸子

一、《荀子》与《内经》

《荀子·王制篇》

水火有气而无生,草木有生而无知,禽兽尤有知而无义,人有气有生有知,亦且有义,故最为天下贵也。力不若牛,走不若马,而牛马为用何也?曰:人能量,彼不能群也,人何以能群?曰:分。分何以能行?曰:以义。故义以分则和,和则一,一则多力,多力则强,强则胜物,故宫室可得而居也。故序四时,载万物,兼利天下,无它故焉,得之分义也。

(《素问》人本思想)

《素问·宝命全形论篇第二十五》

"天覆地载,万物悉备,莫贵于人。"(人本思想)

《灵枢·玉版第六十》

"且夫人者,天地之镇也。"(人本思想)

《荀子·性恶论》

"善言古者,必有节于今;善吉天者,必有徵于人。"(参验思想)

杨倞注:"节,准。徵,验。"

《荀子·天论》

圣人清其天君,正其天官,备其天养,顺其天政,养其天情,以全其天功。如是,则知其所为,知其所不为矣,则天地官而万物役矣。……故大巧在所不为,大智在所不虑。

《素问·举痛论篇第三十九》

余闻善言天者,必有验于人;善言古者,必有合于今;善言人者,

必有厌于已。如此，则道不惑，而要数极，所谓明也。（参验思想）

《素问·气交变大论篇第六十九》

余闻之，善言天者，必应于人；善言古者，必验于今；善言气者，必彰于物；善言应者，同天地之化；善言化言变者，通神明之理。非夫子，孰能言至道欤？（参验思想）

《素问·天元纪大论篇第六十六》

善言始者，必会于终；善言近者，必知其远。是则至数极而道不惑，所谓明矣。（参验思想）

二、《尚书》与《内经》

《尚书·尧典》

汝义暨和，朞，三百有六旬有六日，以闰月定四时成岁。

《尚书·泰誓上》

惟天地万物父母，惟人万物之灵。

《灵枢·玉版第六十》

且夫人者，天地之镇也。

《尚书·舜典》

无相夺伦，神人以和。

《素问·六元正纪大论篇第七十一》

使上下和德，无相夺偏。

《尚书·周书·洪范》

水曰润下，火曰炎上，木曰曲直，金曰从革，土爰稼穑。润下作咸，炎上作苦，曲直作酸，从革作辛，稼穑作甘。

《素问·阴阳应象大论篇第五》

木生酸、火生苦、土生甘、金生辛、水生咸。

《尚书·周书·洪范》

五行：一曰水，二曰火，三曰木，四曰金，五曰土。

《素问·藏气法时论篇第二十二》

五行者，金木水火土也。

《素问·金匮真言论篇第四》

东方青色，……其味酸，其类草木，……其数八；南方赤色，……其味苦，其类火，……其数七；中央黄色，……其味甘，其类土，……其数五；西方白色，……其味辛，其类金，……其数九；北方黑色，……其味咸，其类水，……其数六。

三、《老子》与《内经》

《老子》第三十一章

夫佳（唯）兵者，不祥之器。……兵者，不详之器，非君子之器，不得已而用之。

《灵枢·玉版第六十》

五兵者，死之备也，非生之具。

《灵枢·玉版第六十》

夫大于针者，惟五兵焉。五兵者，死之备也，非生之具。

《老子》第五十五章

（赤子）骨弱筋柔而握固，未知牝牡之合而全作，精之至也。终日嚎而不嗄，和之至也。

《老子》第四十二章

万物负阴而抱阳，冲气以为和。

《老子》第四十二章

道生一，一生二，二生三，三生万物。

《老子》第二十五章

人法地，地法天，天法道，道法自然。（王弼注："法，谓法则也，……自然者，无称之言，穷极之辞也。"）

《老子》第五十九章

是谓深根固柢，长生久视之道。

《灵枢·本神第八》 如是则邪僻不生，长生久视。

《老子》第三十七章

无名之朴，夫亦将无欲。不欲以静，天下将自定。

《老子》第二十八章

朴散则为器（王弼注："朴，真也。"）

《素问·五常政大论篇第七十》

气始而生化，气散而有形，气布而蕃育，气终而象变，其致一也。

《老子》第十九章

见素抱朴，少私寡欲。

《老子》第十三章

吾所以有大患者，为吾有身，及吾无身，吾有何患！

《老子》第五十章

盖闻善摄生者，陆行不遇凶虎，入军不被甲兵，……夫何故？以其无死也。

《老子》第四十八章

为学日益，为道日损。损之又损，以至于无为。无为而无不为。

《老子》第三章

为无为，则无不治。

《素问·阴阳应象大论篇第五》

是以圣人为无为之事，乐恬憺之能，从欲快志于虚无之守，……

《老子》第八十一章

圣人之道，为而不争。

《老子》第六十三章

为无为，事无事，味无味。

《老子》第二章

是以圣人处无为之事，行不言之教。

《老子》第三十七章

道常无为，而无不为。

《素问·阴阳应象大论篇第五》

是以圣人为无为之事，乐恬憺之能，从欲快志于虚无之守，故寿命无穷，与天地终，此圣人之治身也。

《淮南子·修务训》

若吾所谓"无为"者，私志不得入公道，嗜欲不得在正术，循理而举事，因资而立，权自然之势，百曲故不得容者，在事而身弗伐，功立而名弗有，非谓其感而不应，攻而不动者。若夫以火熯井，以淮灌山，此用已而背自然，故谓之有为。若夫水之用舟，沙之用鸠，泥之用輴，山之用蔂，夏渎而冬陂，因高为田，因下为池，此非吾所谓为之。

许慎注："此皆因其宜用之，故曰非吾所谓'为'言'无为'。"

《老子》第三十一章

恬惔为上。

《素问·上古天真论篇第一》

恬惔虚无，真气从之，精神内守，病安从来。

《灵枢·上膈第六十八》

恬惔无为，乃能行气。

《老子》第四十五章

清静为天下正。

《素问·四气调神大论篇第二》

天气，清净光明者也。

《素问·生气通天论篇第三》

苍天之气清净，则志意治，顺之则阳气固，虽有贼邪，弗能害也，此四时之序。清静则肉腠闭拒，虽有大风苛害，弗之能害，此因时之序也。

《老子》第一章

此两者，同出而异名。（王弼注："同出者，同出于无也；异名，所施各不同也。"）

《素问·阴阳应象大论篇第五》

……故同出而各异耳。智者察同，愚者察异。愚者不足，智者有余。有余则耳目聪明，身体轻强，老者复壮，壮者益治。

《老子》第八十章

使人复结绳而用事，甘其食，美其服，安其居，乐其俗，邻国相望，鸡犬之声相闻，民至老死不相往来。

《素问·上古天真论篇第一》

是以志闲而少欲，心安而不惧，形劳而不倦，气从以顺，各从其欲，皆得所愿，故美其食，任其服，乐其俗，高下不相慕，其民故曰朴。

《老子》第三十二章

天地相合，以降甘露。

《素问·四气调神大论篇第二》

云雾不精，则上应白露不下。恶气不发，风雨不节，白露不下，则菀槁不荣。

按：白露，当作"甘露"。

《老子》第七十七章

天之道，其犹张弓与：高者抑之，下者举之，有余者损之，不足者补之。

《素问·气交变大论篇第六十九》

夫五运之政，犹权衡也，高者抑之，下者举之，化者应之，变者复之，此生成化成收藏之理，气之常也。

《老子》第七十七章

天之道，损有余而补不足。人之道则不然，损不足以奉有余。孰能有余以奉天下，唯有道者。

《灵枢·九针十二原第一》

无实〔实〕，无虚〔虚〕，损不足而益有余，是谓甚病。

《金匮要略·藏府经络先后病脉证第一》

〔无〕虚虚，〔无〕实实，补不足，损有余。

《老子》第三十章

物壮则老，是谓不道，不道早已。

《老子》第五十五章

物壮则老，谓之不道，不道早已。

《素问·阴阳应象大论篇第五》

壮火之气衰，少火之气壮。……

"……老者得壮，壮者益治。"

《素问·阴阳应象大论篇第五》

能知七损八益，则二者可调，不知用此，则早衰之节也。

四、《周易》与《内经》

《道家文化研究》第十辑

战国后期,易学学派对道论的发展提出太极说。《系辞》在解释《周易》筮法时,融进了道家的宇宙论,提出"太极生两仪,两仪生四象,四象生八卦"的命题。这一方面是讲筮法,另一方面也是对宇宙形成过程的一种描述。太极相当于道,作为概念,它来源于《庄子·大宗师》。

《周易·乾》

文言曰:"……潜龙勿用,阳气潜藏。……潜之为言也,隐而未见,行而未见,行而未成,是以君子弗用也。"

《周易·说卦传》

风以散之。

《周易·说卦》

雷以动之。……万物出乎震。震,东方也。

坎为人,……其于人也为加忧,为心痛,为耳痛,为血卦,为赤。

《周易·坤》

天地变化,草木蕃。

《素问·脉要精微论篇第十七》

万物之外,六合之内,天地之变,阴阳之应,彼春之暖,为夏之暑;彼秋之忿,为冬之怒。四变之动,脉与之上下。

《周易·解卦》

天地解而雷雨作,雷雨作而百果草木皆甲坼。解之时大矣哉!……六五,君子维有解,吉,有孚于小人。象曰:君子有解,小人退也。

《周易·说卦》

乾为首,坤为腹,震为足,巽为股,坎为耳,离为目,艮为手,兑为口。

《周易·说卦传》

乾为首。

《金匮玉函经·证治总例》

头者,诸阳之会也。

《周易·说卦传》

坎为耳。

《素问·阴阳应象大论篇第五》

北方生寒,寒生水,……在窍为耳。

《周易·说卦传》

离为目。

《素问·解精微论篇第八十一》

夫心者,五脏之专精也;目者,其窍也;华色者,其荣也。是以人有德也,则气和于目;有亡,忧知于色。

《周易·坤》

天地闭,圣人隐。

《素问·四气调神大论篇第二》

冬三月,此谓闭藏。

《素问·脉要精微论篇第十七》

冬日在骨,蛰虫周密,君子居室。

《周易·乾》

象曰:天行健,君子以自强不息。

《素问·天元纪大论篇第六十六》

应天之气,动而不息。

《周易·坤》

文言曰:"坤至柔而动也刚,至静而德方,后得主而有常,含万物而化光。"

《周易·说卦传》

坤也者,地也,万物皆致养焉。

《素问·天元纪大论篇第六十六》

应地之气,静而守位。

《素问·五运行大论篇第六十七》

地者,所以载生成之形类。上有"应地者静"文。

《周易·说卦》

巽为木，为风，……其于人也为寡发，为广颡，为多白眼。

《素问·阴阳应象大论篇第五》

东方生风，风生木，木生酸，酸生肝，……肝主目。

《周易·系辞上》

乾知大始，坤作成物。

《素问·阴阳应象大论篇第五》

"阳化气，阴成形。""阴阳者，万物之能始也。"

《灵枢·本神第八》

天之在我者德也，地之在我者气也。德流气薄而生者也。

《周易·坤》

坤厚载物，德合无疆，含弘光大，品物咸亨。

《素问·太阴阳明论篇第二十九》

脾藏者，常着胃，土之精也。土者，生万物而法天地。

《素问·五运行大论篇第六十七》

地者，所以载生成之形类也。

《周易·坤》

君子黄中通理，正位居体，美在其中，而畅饮四肢。

《素问·玉机真藏论篇第十九》

"脾脉者，土也，孤藏以灌四傍者也。""脾为孤藏，中央土，以灌四傍。"

《素问·太阴阳明论篇第二十九》

"脾病而四肢不用，……今脾病不能为胃行其津液，四支不能禀水谷气，气日以衰，脉道不利，筋骨肌肉皆无气以生，故不用焉。""脾者，土也，治中央，常以四时长四藏。……"

《周易·说卦》

神也者，妙万物而为言者也。

《素问·阴阳应象大论篇第五》

是故天地之动静，神明为之纲纪，故能以生长收藏，终而复始。

《周易·系辞下》

易之为书也不可远，为道也屡迁，变动不居，周流六虚。（韩康伯注："六虚，六位也。"）……难变所适。

《素问·五运行大论篇第六十七》

帝曰：地之为下否乎？岐伯曰：地为人之下，太虚之中者也。帝曰：冯乎？岐伯曰：大气举之也。燥以干之，暑以蒸之，风以动之，湿以润之，寒以坚之，火以温之。故风寒在下，燥热在上，湿气在中，火游行其间，寒暑六入，故令虚而生化也。

《素问·六微旨大论篇第六十八》

愿闻地理之应六节气位何如？岐伯曰：显明之右，君火之位也；君火之右，退行一步，相火治之；复行一步，土气治之；复行一步，金气治之；复行一步，水气治之；复行一步，木气治之；君火治之。相火之下，水气承之；水位之下，土气承之；土位之下，风气承之；风位之下，金气承之；金位之气，火气承之；君火之下，阴精承之。

《周易·系辞下》

天地氤氲，万物化醇，男女构精，万物化生。

《灵枢·本神第八》

两精相搏谓之神。

《灵枢·决气第三十》

两神相搏，合而成形，……

《周易·系辞下》

寒往则暑来，暑往则寒来，寒暑相推而岁成焉。

《素问·天元纪大论篇第六十六》

幽显既位，寒暑弛张。

《素问·五运行大论篇第六十七》

论言天地之动静，神明为之纪，阴阳之升降，寒暑彰其兆。

《周易·系辞上》

乾道成男，坤道成女。

《素问·阴阳应象大论篇第五》

阴阳者，血气之男女也。

《周易·序卦》

有天地，然后有万物；有万物，然后有男女；有男女，然后有夫妇；有夫妇，然后有父子；有父子，然后有君臣；有君臣，然后有上下；有上下，然后礼义有所错。

《素问·六微旨大论篇第六十八》

君位臣则顺，臣位君则逆。逆则其病近，其害速；顺则其病远，其害微。所谓二火也。

《周易·系辞上》

精气为物。

《素问·金匮真言论篇第四》

夫精者，身之本也。

《灵枢·经脉第十》

人始生，先成精。

《灵枢·决气第三十》

两神相搏，合而成形，常先身生，是谓精。

《灵枢·本神第八》

……故生之来谓之精。

《周易·系辞下》

乾坤其易之门邪！乾，阳物也；坤，阴物也。阴阳合德，而刚柔有体，以体天地之撰。（韩康伯注："撰，数也。"）

《素问·阴阳应象大论篇第五》

阴阳者，天地之道也，万物之纲纪，变化之父母，生杀之本始，神明之府也。

《周易·乾卦》

上九，亢龙有悔。

《素问·六微旨大论篇第六十八》

亢则害，承乃制，制则生化，外列盛衰；害则败乱，生化大病。

《周易·系辞下》

阳一君而二民，君子之道也；阴二君而一民，小人之道也。

《素问·生气通天论篇第三》

"阳气者，若天与日，失其所，则折寿而不彰，故天运当以日光明。是故阳因而上卫外者也，欲如运枢，起居如惊，神气乃浮。""故阳气者，一日而主外，……"

"凡阴阳之要，阳密乃固。"

《周易·系辞上》

天地设位，而易行乎其中矣。（韩康伯注："天地者，易之门户，而'易'之为义，兼周万物，故曰'行乎其中矣。'"）

《素问·阴阳应象大论篇第五》

天地者，万物之上下也。

《素问·阴阳离合论篇第六》

天覆地载，万物方生。

《周易·系辞上》

天数五，地数五，五位相得而各有合，天数二十有五，地数三十，凡天地之数五十有五，此所以成变化而行鬼神也。

《素问·上古天真论篇第一》

女子七岁肾气盛，齿更发长；二七而天癸至，任脉通，太冲脉盛，月事以时下，故有子；……

《周易·系辞下》

阳卦奇，阴卦偶。

《灵枢·根结第五》

阴道偶，阳道奇。

《素问·太阴阳明论篇第二十九》

……故阳道实，阴道虚。

《周易·系辞上》

天一，地二，天三，地四，天五，地六，天七，地八，天九，地十。

《灵枢·根结》

阴道偶，阳道奇。

《素问·太阴阳明论篇第三十九》

阳者，天气也，主外；阴者，地气也，主内。……

《周易·系辞下》

上古穴居而野处，后世圣人易之以宫室，上栋下宇，以待风雨，盖取诸大壮。

《素问·移精变气论篇第十三》

往古人居禽兽之间，动作以避寒，阴居以避暑。

王冰注："古者巢居穴处，夕隐朝游禽兽之间，断可知矣。"

《周易·系辞上》

大衍之数五十，其用四十有九，分而为二以象两，挂一以象三，揲之以四以象四时，归奇于扐以象闰，五岁再闰，故再扐而后挂。

《素问·六节藏象论篇第九》

天为阳，地为阴，日为阳，月为阴，行有分纪，周有道理，日行一度，月行十三度而有奇焉，故大小月三百六十五日而成岁，积气余而盈闰矣。

《周易·系辞上》

六爻之动，三极之道也。（韩康伯注："三极，三材也。"）……爻者，言乎变者也。

《素问·至真要大论篇第七十四》

"本乎天者，天之气也；本乎地者，地之气也。天地合气，六节分而化生万物矣。""身半以上，其气三矣，天之分也，天气主之；身半以下，其气三矣，地之分也，地气主之。""夫百病之生也，皆生于风寒暑湿燥火，以之化之变也。"

《素问·阴阳离合论篇第六》

"……是故三阳之离合也，太阳为开，阳明为阖，少阳为枢。三经者，不得相失也，搏而勿浮，命曰一阳。""……是故三阴之离合也，太阴为开，厥阴为阖，少阴为枢。三经者，不得相失也。搏而勿沉，命曰一阴。"

《周易·系辞下》

易之为书也，广大悉备，有天道焉，有人道焉，有地道焉，兼三材而两之，故六。大者，非它也，三材之道也。道有变动，故曰爻，爻有等，故曰爻,，爻有等，故曰物，……

《素问·气交变大论篇第六十九》

《上经》曰："夫道者，上知天文，下知地理，中知人事，可以长久。"……

《素问·阴阳离合论篇第六》

余闻天为阳，地为阴，日为阳，月为阴，大小月三百六十日以成一岁，人亦应之。

《素问·著至教论篇第七十五》

而道上知天文，下知地理，中知人事，可以长久。

《周易·说卦》

是以立天之道，曰阴曰阳；立地之道，曰仁与义。兼三才而两之，故易六画而成卦。分阴分阳，迭用柔刚，故易六位而成章。

《素问·气交变大论篇第六十九》

《上经》曰："夫道者，上知天文，下知地理，中知人事，可以长久"，此之谓也。帝曰：何谓也？岐伯曰：本气位也。位天者，天文也；位地者，地理也；通于人气之变化者，人事也。

《素问·天元纪大论篇第六十六》

曰阴曰阳，曰柔曰刚。

《周易·系辞上》

阴阳不测之谓神。

《素问·天元纪大论篇第六十六》

故物生谓之化，物极谓之变，阴阳不测谓之神，神用无方谓之圣。

《周易·系辞上》

是新之谓盛德，生生之谓易。

《素问·天元纪大论篇第六十六》

……曰阴曰阳，曰柔曰刚，幽显既位，寒暑弛张，生生化化，品物咸彰。

《周易·系辞下》

天地之大德曰生。

《素问·天元纪大论篇第六十六》

太虚寥廓，肇基化源，万物资始，五运终天，……

《周易·系辞上》

在天成象，在地成形，变化见矣。

《素问·五运行大论篇第六十七》

夫变化之用，天垂象，地成形。……

《周易·系辞上》

一阴一阳之谓道。

《素问·阴阳应象大论篇第五》

阴阳者，天地之道也，……

《周易·说卦》

离也者明也，万物皆相见，南方之卦也，圣人南面而听天下，向明而治，盖取诸此也。

《素问·八正神明论篇第二十六》

因天之序，盛虚之时，移光定位，正立而待之。

王冰注："候日迁移，定气所在，南面正立，待气至而调之也。"

《素问·著至教论篇第七十五》

黄帝坐明堂，召雷公而问之曰：子知医之道乎？……"王冰注："明堂，布政之宫也，八窗四达，上圆下方，在国之南，故曰明堂。"

《素问·六微旨大论篇第六十八》

愿闻天道六六之节盛衰何也？岐伯曰：上下有位，左右有纪。故少阳之右，阳明治之；阳明之右，太阳治之；太阳之右，厥阴治之；厥阴之右，少阴之治；少阴之右，太阴治之；太阴之右，少阳治之。此所谓气之标，盖南面而待也，故曰'因天之序，盛衰之时，移光定位，正立而待之'，此之谓也。"

《周易·序卦》

有天地，然后万物生焉。盈天地之间者唯万物。

《素问·至真要大论篇第七十四》

本乎天者，天之气也；本乎地者，地之气也。天地合气，六节分而万物化生矣。

《素问·宝命全形论篇第二十五》

"天覆地载，万物悉备，莫贵于人。人以天地之气生，四时之法成。""夫人生于地，悬命于天，天地合气，命之曰人。"

《素问·阴阳离合论篇第六》

天覆地载，万物方生。

《周易·说卦》

乾，天也，故称乎父。坤，地也，故称乎因。……

《素问·宝命全形论篇第二十五》

人能应四时者，天地为之父母。

《素问·阴阳应象大论篇第五》

故天有精，地有形，天有八纪，地有五里，故能为万物之父母。

《周易·革》

天地革而四时成。汤武革，顺乎天而应乎人。革之时大矣哉！

《素问·宝命全形论篇第二十五》

人以天地之气生，四时之法成。

人能应四时者，天地为之父母。

《素问·四气调神大论篇第五》

故天有精，地有形，天有八纪，地有五里，故能为万物之父母。

《素问·四气调神大论篇第二》

夫四时阴阳者，万物之根本也。

《素问·宝命全形论篇第二十五》

能经天地阴阳之化者，不失四时。

《素问·八正神明论篇第二十六》

四时者，所以分春秋冬夏之气以时调之也，八正之虚邪而避之勿犯也。

《周易·坤》

象曰：至哉坤无，万物资生，乃顺承天……

《素问·天元纪大论篇第六十六》

……布气真灵，总统坤元，九星悬朗，七曜周旋，曰阴曰阳，曰柔曰刚。幽显既位，寒暑弛张。生生化化，品物咸章。

《周易·乾》

象曰：大哉乾元，万物资始，乃统天。……

《素问·天元纪大论篇第六十六》

太虚寥廓，肇基化元，万物资始，五运终天……

《周易·乾》

本乎天者亲上，本乎地者亲下，则各从其类也。

《素问·六微旨大论篇第六十八》

天枢之上，天气主之，天枢之下，地气主之，气交之分，人气从之，万物由之。

《素问·至真要大论篇第七十四》

本乎无者，天之气也，本乎地者，地之气也。天地合气，六节分而万物化生矣。

《素问·示从容论篇第七十六》

夫圣人之治，循法守度，援物比类，化之冥冥。……明引比类从容，是以名曰诊经，是谓至道也。

《周易·说卦》

坎者，水也，正北方之卦也，劳卦也，万物之所归也，故曰劳乎坎。

《素问·金匮真言论篇第四》

北方黑色，入通于肾，……其类水，……是以知病之在骨也。

《素问·阴阳应象大论篇第五》

北方生寒，寒生水。

《素问·异法方宜论篇第十二》

北方者，天地所闭藏之域也。

《周易·说卦》

离为火，……其于人也为大腹。

《素问·金匮真言论篇第四》

南方赤色，入通于心，……其类火。（《金匮》鳖甲煎丸"空心服七丸"，空心，即"空腹"。）

《素问·阴阳应象大论篇第五》

南方生热，热生火，火生苦，苦生心。(《金匮》薯蓣丸："空腹酒服一丸。")

《周易·系辞上》

知变化之道者，其知神之所为乎！

《素问·五运行大论篇第六十七》

天地之动静，神明为之纪。

《周易·系辞上》

日月运行，一寒一暑。

《系辞下》寒往则暑来，暑往则寒来，寒暑相推而岁成焉。

《素问·六节藏象论篇第九》

天度者，所以制日月之行也。……天为阳，地为阴，日为阳，月为阴，行有分纪，周有道理，日行一度，月行十三度而有奇焉，故大小月三百六十五日而成岁，积气余而盈闰矣。

《素问·五运行大论篇第六十七》

阴阳之升降，寒暑彰其兆。

《周易·说卦传》

雨以润之。

《素问·阴阳应象大论篇第五》

湿胜则濡泻。

《周易·损·六四》

损其疾，使遄有喜，无咎。象曰：损其疾，亦可喜也。

《易道新论》第二章第二节

讲的是病者用医药，减轻其疾病，使之速愈。病愈是可喜之事，故称无咎。

《周易·系辞下》

易之为书也不可远，为道也屡迁，变动不居，周流六虚，上下无常，刚柔相易，不可为典要，唯变所适。

《伤寒论·辨太阳病脉证并治》

知犯何逆，随证治之。《吕览》："病万变药亦万变。"俗云："辨证施治。"

《周易·系辞下》

善不积不足以成名,恶不积不足以灭身。小人以小善为无益而弗为也,以小恶为无伤而弗去也。故恶积而不可掩,罪大而不可解。(积善之家,必有余庆,积不善之家,必有余殃。)

《素问·阴阳应象大论篇第五》

故积阳为天,积阴为地。

《灵枢·玉版第六十》

夫至使身被痈疽之病,脓血之成也,不从天下,不从地出,积微之所生也。

五、《子华子》与《内经》

《子华子·孔子赠》

……北宫子遂强以见赵简子。简子闻子华子至,再拜而迎曰:"不谷得奉社稷之灵,以抚有四封之内,先君有礼,所以贶宾客,而交际之纪,庐人实典治之,吾子辱而在于弊邑有日矣,以岁之不易,而隶人有朝夕之虞,愿致戎邑,方三、四十里,若五、六十里,以为刍秣之共,吾子其曲意以临之。"

《庄子·则阳》

华子闻而丑之曰:"善言伐齐者,乱人也;善言勿伐者,亦乱人也;谓伐之与不伐乱人也者,又乱人也。"君曰:"然则若何?"曰:"君求其道而已矣!"

楚辰等注释:"华子,魏匠。"按:匠,乃"臣"之误,郭象注云"魏臣"。

《子华子·阳城胥渠问》

古之知道者,务全其生;务全其生者,不亡其所有也;不亡其所有者,道之守也;道之守者,神之舍也。是故全生者为上,亏生者次之,死次之,迫斯为下矣。所谓全生者,六欲皆得其宜也。所谓亏生者,欲(六)欲分得其宜也。夫亏生则于其所尊者薄矣,其亏弥甚则其尊弥薄。所谓死者,无有所知而复其未生也。所谓迫生者,六欲莫得其宜也，皆获其所甚恶者也。辱莫大于不义，不义者迫生也，故曰"迫生不如死。"人之常情，耳闻而目见也，耳闻所甚恶，不如无闻，目见所不甚欲，不如无见。是以迅雷则掩耳，恐故也。所贵乎嗜粱肉者，非腐鼠之谓也；所贵乎饮醪醴者，非败酒之谓也；所贵乎尊生者，非迫生之谓也。夫迫生之人，鞠穷而归，故曰迫欺为下矣。"

《庄子·让王》

韩魏相与争侵地。子华子见昭僖侯，昭僖侯有忧色，子华子曰：……

楚辰等注释："子华子，魏人，即《则阳》篇中魏之华子。昭僖侯，韩国国君。"

《吕氏春秋·季春纪·尽数》

流水不腐，户枢不蠹，动也。形气亦然。形不动则精不流，精不流则气郁。……

《太平御览·方术部一·养生》

《魏志》曰："吴普尝问道于华佗，佗谓普曰：'人体欲劳动，但不当使极耳，如摇动则谷气易消，血脉通流，病不得生，譬犹……。'……"按：《后汉书·华佗传》《三国志·魏书·华佗传》均无"流水不腐"一句。《子华子·北宫意问》："流水之不腐，以其逝故也；户枢之不蠹，以其运故也。"

《吕氏春秋·仲春纪·贵生》

子华子曰：全生为上，亏生次之，死次之，迫生为下。故所谓尊生者，全生之谓，所谓全生者，六欲皆得其宜也；所谓亏生者，六欲分得其宜也，亏生则于其尊之者薄矣，其亏弥甚者也，其尊弥薄；所谓死者，无有所以知，复其未生也；所谓迫生者，六欲莫得其宜也，皆获其所甚恶者，服是也，辱是也，辱莫大于不义，故不义迫生也。而迫生非独不义也，故曰迫生不若死。

高诱注："子华子，古体道人。无欲，故全其生。""迫，促也。""六欲，生死耳目口鼻也。""分，半也。""服，行也。"

《吕氏春秋·开春论·审为》

韩魏相与争侵地，子华子见昭厘侯，昭厘侯有忧色，子华子曰：今使天下书铭于君之前，书之曰：'左手攫之则右手废，右手攫之则左手废。然而攫之必有天下'，君将攫之乎？亡其不兴？昭厘侯曰："寡人不攫也。"子华子曰："甚善！自是观之两臂重于天下也，身又重于两臂，韩之轻于天下远，今之所争者，其轻于韩又远，君固愁身伤生以忧之戚不得也！"昭厘侯曰："善！教寡人者众矣，未尝得闻此言也。"子华子可谓知轻重矣。知轻重，故论不过。

注：《庄子·让王》亦记载此文。

《吕氏春秋·审分览·知度》

故子华子曰：厚而不薄，敬守一事，正性是喜，群众不同，而务成一能，尽能既成，四夷乃平，唯彼天符，不周而同，此神农氏之所以长也，尧舜之所以章也。

《子华子·虎会问》

子华子曰：非然也，臣之所治者道也。道之为治，厚而不博，敬守其一，正性内足，群众不周，而务成一能，尽能既成，四境以平，唯彼天符，不周而同，此神农氏之所以长也，尧舜氏之所以章也，夏后氏之所以勤也。

《吕氏春秋·孟夏纪·诬徒》

子华子曰：王者乐其所以王，亡者乐其所以亡。

《子华子·执中》

子华子曰：王者乐其所以王，亡者亦乐其所以亡。

《灵枢·本神第八》

天之在我者德也，地之在我者气也，德流气薄而生者也。故生之来谓之精，两精相搏谓之神，随神往来谓之魂，并精而出入者谓之魄，所以任物者谓之心，心之所忆谓之意，意之所存谓之志，因志而存变谓之思，因思而远慕谓之虑，因虑而处物谓之智。

《子华子·北宫意问》

是故五藏六府，各有神主，精禀于金火，气诸于水木。精气之合，是生十物，精神魂魄心意志思智虑是也。生之所自谓之精，两精两薄谓之神，随神往反谓之魂，并精出之谓之魄，所以格物谓之心，心有所忆谓之意，意之所存谓之志，志之所造谓之思，思而有所顾慕谓之虑，虑而有所决释谓之智。

是以精上则滞，神惛则伏，魂拘则沉，魄散则耗，心则感，志郁则陷，意营则罔，思涩则殆，虑殚则蒙，智碍则愚。故所谓持者，持此者也，所谓养者，养此者也。

《灵枢·天年第五十四》

血气已知，荣卫已通，五藏已成，神气舍心，魂魄毕具，乃成为人。

《子华子·北宫意问》

血气和合，营卫流畅，五藏成就，神气舍心，魂气毕具，然后成人。

《吕氏春秋·季夏纪·明理》

故子华子曰："夫乱世之民，长短颉䀒百疾，民多疾疠，道多褓襁，盲秃伛尪，万怪皆生。"

高诱注："疾，病也。长短者，无节也。䀒，犹大䀒迎也。百疾，诈变也。既无节度，大迎为变许之疾也。""褓，小儿被也。襁，褛拾上绳也。言民襁负其子走道跛而散去。盲，无见。秃，无发。伛，偻俯者也。尪，短仰者也。"

《子华子·神气》

末世之俗则不然，……长短颉，百疾俱作，时方疫疠，道有襁负，盲秃狂伛，万怪以生，所以然者，气之所感故也。

《灵枢·脉度第十七》

气之不得无行也，如水之流，如日月之行不休，故阴脉荣其藏，阳脉荣其府，如环之无端，莫知其纪，终而复始。其流溢之气，内溉藏府，外濡腠理。

《子华子·大道》

正气之在人也，上下灌注，如环之无端，莫知其纪极也，不可以为量也，是能使其神之所泽，郁郁勃勃而不可屈；是能使其形之所宅，完固静专而不可挠；是故能通于养气之术者，不可以务白也。且气不胜，邪攻之矣。……是以古之知道者，筑垒以防邪，疏源以毓真，深居静处，不为物撄，动息出入，而与神气俱，魂魄守戒，谨窒其兑，专一不分，真气乃存，上下灌注，气乃流通，如水之流，如日月之行而不休，阴营其藏，阳固其府，源流汩汩，满而不溢，冲而不盈，夫是之谓久生中。

《灵枢·五味第五十六》

谷始入于胃，其精微者，先出于胃之两焦，以溉五藏，别出两行营卫之道，其大气之抟而不行者，积于胸中，命曰气海，出于肺，循喉咙，故呼则出，吸则入。天地之精气，其大数常出三入一，故谷不入半日则气衰，一日则气少矣。

《子华子·执中》

天之精气，其大数常出三而入一，其在人，呼则出也，吸则入也，是故一之谓专，二之谓耦，三之谓化。专者才也，耦者干也，化者神也。凡精气以三成，三者成数矣。

《灵枢·阴阳二十五人第六十四》

天地之间，六合之内，不离于五，人亦应之，故五五二十五人之政，而阴阳之人不与焉，其态又不合于众者五。

《灵枢·通天第七十二》

天地之间，六合之内，不离于五，人亦应之，非徒一阴一阳而已也。

《子华子·北宫意问》

是故天地之间，六合之内，不离于五，人亦如之。

《灵枢·天年第五十四》

五藏坚固，血脉和调，肌肉解利，皮肤致密，营卫之行，不失其常，呼吸微余，气以度行，六府化谷，津液布扬，各如其常，故能长久。

《子华子·北宫意问》

荣卫之行，无失厥常，六府化谷，津液布扬，故能久长而不弊。

《素问·阴阳应象大论篇第五》

东方生风，风生木，……；南方生热，热生火，……；中央生湿，湿生土，……；西方生燥，燥生金，……；北方生寒，寒生水……。

《素问·五运行大论篇第五》

东方生风，风生木，……；南方生热，热生火，……；中央生湿，湿生土，……；西方生燥，燥生金，……北方生寒，寒生水，……。

《素问·气交变大论篇第六十九》

东方生风，风生木，……；南方生热，热生火，……中央生湿，湿生木，……；西方生燥，燥生金，……北方生寒，寒生水，……。

《子华子·北宫意问》

北方阴极而生寒，寒生水；南方阳极而生热，热生火；东方阳动以散而生风，风生木；西方阴止以收而生燥，燥生金；中央阴阳交而生湿，湿生土。是故天地之间，六合之内，不离于五，人亦如之。

《子华子·北宫意问》

夫天降一气，则五气随之，寄备于阴阳，合气而成体，故有太阳，有少阳，有太阴，有少阴，阴中有阳，阳中有阴，故阳中之阳者，火是也；阴中之阴者，水是也；阳中之阴者，木是也；阴中之阳者，金是也。土居二气之中间，以治四维，在阴而阴，在阳而阳。故物非土不成，人非土不生，北方阴极而生寒，寒生水；南方阳极而生热，热生火；东方阳动以散而生风，风生木；西方阴止以收而生燥，燥生金；中央阴阳交而生湿，湿生土。是故天地之间，六合之内，不离于五，亦如之。

《素问·天元纪大论篇第六十六》

寒暑燥湿风火，天之阴阳也，三阴三阳上奉之；木火土金水火，地之阴阳也，生长化收藏下应之，……天有阴阳，地亦有阴阳，故阳中有阴，阴中有阳。

《素问·金匮真言论篇第四》

所以欲知阴中之阴，阳中之阳者，……背为阳，阳中之阳，心也；背为阳，阳中之阴，肺也；腹为阴，阴中之阴，肾也；腹为阴，阴中之阳，肝也；腹为阴，阴中之至阴，脾也。

《素问·玉机真藏论篇第十九》

脾为孤藏，中央土以灌四傍。

《素问·太阴阳明论篇第二十九》

脾者，土也，治中央，常以四时长四藏，各十八日寄治，……土者，生万物而法天地，故上下至次足，不得主时也。

《素问·六微旨大论篇第六十八》

天枢之上，天气主之，天枢之下，地气主之，气交之分，人气从之，万物由之。

《素问·气交变大论篇第六十九》

土不及……其眚四维。

六、《论语》与《内经》

《论语·泰伯》

子曰：好勇疾贫乱也，人而不仁，疾之已甚乱也。

《论语·宪问》

君子而不仁者有矣夫，未有小人而仁者也。

《论语·微子》

宰我出，子曰：予之不仁也，子生三年，然后免于父母之怀。夫三年之丧，天下之道丧也，予也有三年之忧于其父母乎？

《论语·颜渊》

舜有天下，选于众，举皋陶，不仁者远矣。汤有天下，选于众，举伊尹，不仁者远矣

《灵枢·玉版第六十》

余闻之，则为不仁，然愿闻其道，弗行于人。

《论语·卫灵公》

子曰：无为而治者，其舜也与！夫何为哉，恭己南面而已矣。

《素问·阴阳应象大论篇第五》

是以圣人为无为之事，乐恬惔之能，从欲快志于虚无之守，故寿命无穷，与天地终，此圣人之治身也。

七、《孟子》与《内经》

《孟子·离娄上》

孟子曰：人有不为也，而后可以有为。

《孟子·公孙丑上》

气，体之充也。

《灵枢·刺节真邪第七十五》

真气者，所受于天，与谷气并而充身者也。

《孟子·尽心下》

养心莫善于寡欲。

《素问·阴阳应象大论篇第五》

是以圣人为无为之事，乐恬憺之能，从欲快志于虚无之守。

《素问·上古天真论篇第一》

恬憺虚无，真气从之，精神内守，病安从来。……

《孟子·告子上》

心之官则思。

《灵枢·口问第二十八》

忧思则心系急。

《孟子·告子上》

孟子曰：仁之胜不仁也，犹水胜火。

七、《列子》与《内经》

《列子·周穆王》

一体之盈虚消息，皆通于天地，应于物类，故阴气壮则梦涉大水而恐惧，阳气壮则梦涉大火而燔焫，阴阳俱壮则梦生杀，甚饱则梦与，甚饥则梦取。

《素问·脉要精微论篇第十七》

是知阳盛则梦涉大水恐惧，阳盛则梦大火燔灼，阴阳俱盛则梦相杀毁伤，上盛则梦飞，下盛则梦堕，甚饱则梦予，甚饥则梦取，肝气盛则梦怒，肺气盛则梦哭，短虫多则梦聚众，长虫多则梦相击毁伤。

《列子·天瑞》

清轻者上为天，浊重者下为地，冲和气者为人。故天地含精，万物化生。

《素问·宝命全形论篇第二十五》

天地合气，命之曰人。

《列子·杨朱》

杨朱曰：百年寿之大齐。得百年者，千无一焉。

《素问·上古天真论篇第一》

余闻上古之人，春秋皆度百岁，而动作不衰；今世之人，年半百而动作皆衰者，时世异耶？人将失之耶？

九、《春秋繁露》与《内经》

《素问·太阴阳明论篇第二十九》

脾者土也，治中央，常以四时长四藏，各十八日寄治，不得独主于时也。脾藏者，常著胃土之精也。土者，生万物而法天地，故上下至头足，不得主时也。

《素问·玉机真藏论篇第十九》

脾为孤藏，中央土以灌四傍。

《素问·玉机真藏论篇第十九》

脾脉者，土也，孤藏以灌四傍者也。

《春秋繁露·五行之义》

土者，天之股肱也。其德茂美，不可名以一时之事，故五行而四时者，土兼之也。金木土火虽各职，不因土，方不立，……土者，五行之主也。

《春秋繁露·五行对》

五行莫贵于土。土之于四时无所命者，不与火分功名。……土者，五行最贵者也，其义不可以加矣。

《春秋繁露·五行之义》

木生火，火生土，土生金，金生水，水生木，此其父子也。

《素问·玉机真藏论篇第十九》

五藏受气于其所生，传之于其所胜，气舍于其所生，死于其所不胜。病之且死，必先传行至其所不胜，病乃死。此言气之逆行也，故死。肝受气于心，传之于脾，……

十、《庄子》与《内经》

《庄子·知北游》

人之生，气之聚也。聚则为生，散则为死。

《素问·五常政大论篇第七十》

气始而生化，气散而有形气布而蕃育，气终而象变，其致一也。

《庄子·天下》

至大无外，谓之大一；至小无内，谓之小一。

《灵枢·禁服第四十八》

《外揣》言浑束为一，未知所谓也。夫大则无外，小则无内，大小无极，高下无度，束之奈何？

《灵枢·外揣第四十五》

夫九针者，小之则无内，大之则无外，深不可为下，高不可为盖，恍惚无穷，流溢无极，……

《素问·方盛衰论篇第八十》

至阴虚，天气绝，至阳盛，地气不足。阴阳并交，至人之所行。阴阳并交者，阳气先至，阴气后至。

王冰注："至阴虚天气绝而不降，至阳盛地气微而不升，是所谓不交通也。至谓至盛也。""交，谓交通也。唯至人乃能调理使行也。""阴阳之气并行而交通于一处者，则当阳气先至，阴气后至，何者？阳速而阴缓也，《灵枢经》曰：'所谓交通者，并行一数也。'如此则二气亦交会于一处也。"

《庄子·田子方》

至阴肃肃，至阳赫赫，肃肃出乎天，赫赫发乎地，两者交通成和，而物生焉，或为之纪而莫见其形，消息满虚，一晦一明，日改月化，日有所为而莫见其功，生有所乎萌，死有所乎归，始终相反乎无端，而莫知乎其所穷。

《庄子·在宥》

我为女遂于大明之上矣，至彼至阳之原也；为女入于窈冥之门矣，至彼至阴之原也。

十一、《方言》与《内经》

《灵枢·痈疽第八十一》

痈发于嗌中,名曰猛疽,猛疽不治,化为脓,脓不泻,塞咽,半日死;其化为脓者,泻则合豕膏,冷食,三日而已。……发于腋下赤坚者,名曰米疽,治之以砭石,欲细而长,疎砭之,涂以豕膏,六日已,勿裹之。

《素问·五藏生成论篇第十》

白如豕膏者生。

《灵枢·痈疽第八十一》

发于胁,名曰败疵。败疵者女子之病也。灸之,其病大痈脓,治之,其中乃有生肉,大如赤小豆,剉蔆藋草根各一升,以水一斗六升煮之,竭为取三升,则强饮厚衣,坐于釜上,令汗出至足已。

《甲乙经》卷十一第九:"痈发于胁,名曰败疵,此言女子之病也,灸之,其状大痈脓,其中乃有生肉,大如赤小豆,治之以蔆藋草根及赤松了根各一升,以水 斗六升,煮之令竭,得三升即强饮,厚衣坐于釜上,令汗至足已。"

《灵枢·痈疽第八十一》

发于膺,名曰甘疽,色青,其状如谷实菰蓏。

《诗·小雅·鸿雁之什·鹤鸣》

"其下维谷",陆玑疏:"谷,幽州人谓之谷桑,荆扬交广谓之谷,中州人谓之楮。……"

《素问·五藏生成论篇第十》

生于脾,如以缟裹栝楼实。

《灵枢·痈疽第八十一》

发于为膺,名曰甘疽,色青,其状如谷实菰蓏,常苦寒热,急治之,去其寒热,十岁死,死后出脓。

《素问·五藏生成论篇第十》

青发翠羽者生。

赤如鸡冠者生。

黄如蟹腹者生。

《素问·脉要精微论篇第十七》

赤欲如白裹朱，不欲如赭。

青欲如苍璧之泽，不欲如蓝。

黄欲如罗裹雄黄，不欲如黄土。

黑欲如重漆色，不欲如地苍。（《甲乙经》作"炭色"）

《素问·腹中论篇第四十》

帝曰：治之奈何？复以何术？岐伯曰：以四乌鲗骨一藘茹二物并合之，丸以雀卵，在如小豆，以五丸为后饭，饮以鲍鱼汁，利肠中及伤肝也。

《素问·腹中论篇第四十》

治之以鸡矢醴，一剂知，二剂已。

《素问·玉机真藏论篇第十九》

真心脉至，坚而搏，如循薏苡子累累然，色赤黑不泽，毛折乃死。

《素问·奇病论篇第四十七》

治之以兰，除陈气也。（王冰注："兰，谓兰草也。"）

《灵枢·邪客第七十一》

饮以半夏汤一剂，……其汤方以流水千金以外者八升，扬之万遍，取其清五升煮之，炊以苇薪火，沸置秫米一升，治半夏五合，徐炊，令竭为一升半，去其滓，饮汁一小杯，日三稍益，以知为度，故其病新发者，复杯则卧，汗出则已矣；久者，三饮而已也。

《素问·病能论篇第四十六》

帝曰：治之奈何？岐伯曰：以泽泻、术各十分，麋衔五分，合以三指撮为后饭。

《素问·刺疟篇第三十六》

诸疟而脉不见，刺十指间出血，血去必已，先视身之赤如小豆者，尽取之。

《素问·病能论篇第四十六》

使之服以生铁落为饮。夫生铁落者，下气疾也。（王冰注："铁落……方俗或呼为铁浆，非是生铁液也。"）

《素问·五藏生成论篇第十》

黄如枳实者死。

《吕氏春秋·孝行览·本味》:"江浦之橘,云梦之柚。"

高诱注:"浦,滨也,橘所生也,生江北则为枳。"

《列子·汤问》

吴楚之国,有大木焉,其名为櫾,碧树而冬生,实丹而味酸,食其皮汁,已愤厥之疾(张湛注:"气疾也")。齐州珍之,渡淮而北,而化为枳焉。(张湛注:"《周礼》曰:'橘渡淮北,而化为枳。'")

《灵枢·寿夭刚柔第六》

黄帝问曰:药熨奈何?伯高答曰:用淳酒二十升,蜀椒一升,干姜一升,桂心一斤。凡四种,皆㕮咀,渍酒中,用棉絮一斤,细白布四丈,并纳酒中,置酒马矢煴中,盖封涂,勿使泄,五日五夜,出布棉絮,曝干之,干复渍,以尽其汁,每渍必晬其日,乃出干,干,并用滓与棉絮复布为复巾,长六七中,则用之生桑炭灸巾,以熨寒痹所刺之处,令热入至于病所,寒,复灸巾以熨之,三十遍而止……

《吕氏春秋·孝行览·本味》

"和之美者,阳樸之姜,招摇之桂。"高诱注:"阳樸,地名,在蜀郡。招摇,山名,在桂阳。"

《礼记·檀弓上》

曾子曰:丧有疾,食肉饮酒,必有草木之滋焉,以为姜桂之谓也。

《灵枢·九针十二原第一》

若行若按,如蚊虻止。……毫针者,尖如蚊虻喙。

《说文·虫部》

蟁,秦晋谓之蟁,楚谓之蚊,从虫,芮声。(而锐切)

《灵枢·九针论篇七十八》

故为之治针,令尖如蚊虻喙。大寸,径二寸寸之大半,长一尺八寸。

《方言》卷三

仆,翕,葉,聚也。楚谓之扑,或谓之翕。葉,楚通语也。

《素问·通评虚实论篇第二十八》

蹠跛，寒风湿之病也。

《说文·足部》

蹠，楚人谓跃曰蹠，从足，庶声。（之石切）上文："跳，蹶也，从足，兆声。一曰跃也。"（徒辽切）

跛，行不正也，从足，皮声。——曰足排之，读若彼。（布火切）

《广韵·入声·二十二昔》

蹠，足履践也，楚人谓跳跃曰蹠。

《方言》卷一

蹠，跳也，楚曰蹠，……楚曰蹠。

《灵枢·口问第二十八》

黄帝曰：人之唏者，何气使然？岐伯曰：此阴气盛而阳气虚，阴气疾而阳气徐，阴气盛而阳气绝，故为唏。补足太阳，泻足少阴。……唏者，阴与阳绝，故补足太阳，泻足少阴。

《方言》卷一

唏，痛也。……哀而不泣曰唏。于方则楚言哀唏。

《灵枢·本神第八》

实则喘喝胸盈仰息。

《方言》卷二

冯，怒也。楚曰冯。

郭璞注："冯，恚盛貌。《楚辞》：'康回冯怒。'"

《灵枢·玉版第六十》

阈门而刺之者，死于家中；入门而刺之者，死于堂上。

《方言》卷十

窥，占，伺，视也。凡相窥视南楚谓之窥。……窥，其通语也。

《灵枢·经脉第十》

六阳气绝，则阴与阳相离，离则腠理发泄，绝汗乃出，故旦占夕死，夕占旦死。

《方言》卷十

窥，占，伺，视也。凡相窥视南楚谓之窥，……或谓之占，……凡相候谓之占。占犹胆也。

《素问·经脉别论篇第二十一》

少阳脏独至，是厥气也。跷前卒大，取之下俞。少阳独至者，一阳之过也。……一阳独啸，少阳厥也。

《素问·阴阳类论篇第七十九》

一阴独至，经绝，气浮不鼓，钩而滑。……一阴为独使。……三阳独至，期在石水。二阴独至，期在盛水。

《方言》卷十二

蜀，一也，南楚谓之独。

郭璞注："蜀犹独耳。"

《灵枢·动输第六十二》

夫四末阴阳之会者，此气之大络也。四街者，气之径路也。故络绝则径通，四末解则气从合，相输如环。

《灵枢·终始第九》

阳受气于四末，阴受气于五藏。

《方言》卷十

䋀，末，纪，绪也。南楚皆曰䋀，或曰端，或曰纪，或曰末，皆楚转语也。

《素问·平人气象论篇第十八》

平肝脉来，软弱招招，如揭长竿末梢，曰肝平。

《内经》古今评

一、《内经》古评

《说文·片（冂部）》

片（冂），邑外谓之郊，郊外谓之野，野外谓之林，林外谓之冂，象远介也。凡片之属皆从片。

段玉裁注："……玉冰注《素问》作'邑外谓之郊，郊外谓之甸，甸外谓之牧，牧外谓之林，林外谓之坰，坰对谓之野人'，所偶更缪。"

《方言》卷一

庞，大也。

钱绎笺疏："《素问·评热病论》云：'面胕疣然又壅。'《风论》：'疣然浮肿。'疣与庞同。"

《周礼·天官冢宰下·酒正》

辨四饮之物，一曰清，二曰医，三曰浆，四曰酏也。

孙贻让："《素问》有《汤液醪醴论篇》，医酒，即'醪醴'，与'汤液'异。五齐三酒，皆可治病，四饮之医，虽亦名医酒，然治病之酒，实不必专用医也。"

《天问》

游国思等纂义："盖《天问》之义，与《素问》略同。全元起云：'素者，本也；问者，黄帝问岐伯也。方陈性情之源，五行之本，故曰《素问》。林亿谓其义未明。《乾凿度》云：有形者生于无形，故有太易，在木初，有太始，在太素。太易者，未见气也；太初者，气之始也；太始者，形之始也；太素者，质之始也。气形质具，而疴瘵由是萌生。故黄帝问此太素质之始也，《素问》之名由此。其言是矣。今观其书，凡天地之象，阴阳之候，变化之由，死生之兆，无弗及者，岂直为医家言耶？《天问》云者，犹言以此自然界之一切事理为问耳。'"

《甲骨文字释林·释一至十之纪数字》

《素问·三部九候论》："天地之至数，始于一终于九焉。"

按：数至于九则为终极。

《宋本韵补·去声·九御》

写，泻或作写，《素问》："候呼引针，呼尽乃去，大气皆出，故命曰写。"

《千金要方·大医习业》

若不读五经，不知有仁义之道；不读三史，不知有古今之事；不读诸子，睹事则不能默而识之；不读内经，则不知有慈悲喜舍之德；不读庄老，不能任其体运，则吉凶拘忌，触涂而生。

二、《内经》今评

《中国传统文化导论·中医药学》

春秋战国时期，出现了医和、扁鹊等名医和《五十二病方》《足臂十一脉灸经》《阴阳十一脉灸经》和《导引图》等最早式的医学著作，诊断手段，治疗方法及对病因之解释，水平也都大为提高。在此基础上，产生了我国现存最早、内容最丰富的传统医学著作《黄帝内经》，为我国传统医学理论体系奠定了基础。

《古代中国科学范型·范型篇上》

在某些领域如医学，则是古代中国具有更多的理论色彩，而古代希腊却具有较多的经验特征。关于前者，《黄帝内经》的阴阳五行理论及脏腑经络学说是最好的说明；而后者，M·W·瓦托夫斯基在《科学哲学导论》中就举了希波克拉底的例子。

《先秦士人与社会》

中医的治疗方法主要有使用中草药的药治法、针灸和导引法三种。由春秋战国文献，如《黄帝内经·素问》以及王堆医书：《五十二病方》《导引图》《阴阳十一脉灸经》《足臂十一脉灸经》等的记述得知，这也是春秋战国间治疗的主要方法。此外，中医研究病理和治疗方法的主导思想是阴阳五行论。这种理论的形成时期虽至今尚有不同意见，但可以肯定，战国中后期已经有较大发展，且在《黄帝内经·素问》中得到了相当成熟的运用。

《科学史十论》第七论

奠定中医理论基础的《黄帝内经》就含有丰富的天文学内容，宋代沈括（1031—1095）在《浑天仪》中说："臣尝读黄帝素书：'立于午而面子，立于子而面午，至于自卯而望西，自酉而望卯，皆曰北面。立于卯而负西，立于酉而负卯，至于自午而望南，自子而望北，则皆曰南面。'臣始不谕其理，逮今思之，乃常以天中为北也。常以天中为北，则盖以极星常居天中也。《素问》尤为善言天者。"（见《宋史·天文志（一）》）沈括所引这一段材料非常重要，说明了北极和天顶重合（即人在北极之下）时的现象，可以作为中国有地圆思想的一个例证，但今求《内经·素问》中找不到这段精彩的话了，可以已经散失。关于《黄帝内经》中的天文学知识，南京大学的卢央有一篇文章详细介绍，从宇宙理论，日月运动到行星颜色变化，无所不包。《内经》强调"人以天地之气生，四时之法成"，特别注意气候变化对人体的影响，而决定气候变化的主要因素是太阳的运动，因而天文学和医学就结下了不解之缘。

《玄镜——道学与中国文化》第十章三

中医的医学理论与治疗方法，经过科学的解释和认证，必是现代医学的良师。

《中国文化史述》第三章

第一，《内经》，又名《素问》，后半记针灸的部分又分别称《灵枢》。内容系以阴阳五行之理记人身的气运，指出人身有"十二经脉"和"奇经八脉"，分析人的经络，脏腑和精、气、神的关系，分析病因、病状和诊疗时如何辨症，如何处方。可以说是一部完整的古医理学医疗学的宝籍，今天研究中医，仍以此书为经典。特别近年运用科学方法证明了经络系统的存在，更引起了我们对《内经》的重视。《内经》的成书时代和作者，一般有三说，其一，黄帝轩辕氏作，故此书一直称为《黄帝内经》；其二，周秦间人作，如宋代的司马光等人均作此推测；其三，战国人作，如邵雍、朱熹。等如此主张（其实二、三两说实即一说，其三不过更把时间推定更具体一点而已）。看来，《内经》应该是一部从古以来就口口相传的劳动人民对疾病斗争的经验集，战国的医家加以总结并提高到理论上来解释的书，内容博大精深，确不愧我国医学的宝典。

《科学史十讲》第三讲

德国物理学家哈肯（H. Haken）说："我认为协同学和中国古代思想在整体性观念上有很深的联系。""虽然亚里士多德也说过整体大于部分，但在西方，一到对具体问题进行分析研究时，就忘了这一点，而中医却成功地应用了整体性思维来研究人体和防治疾病，从这个意义上说中医比西医优越得多。"

《中华义理经典》第五章第三节

（《内经》）：四时阴阳者，万物之根本也，所以圣人春夏养阳，秋冬养阴。

《中华义理经典》第五章第三节

（《内经》）久视伤血，久卧伤气，久立伤骨，久行伤筋，久坐伤肉。

《中华义理经典》第五章第三节

（《内经》）法于阴阳，和于术，食饮有节，起居有常，不妄作劳。

《中国传统文化导论》第十一章第一节

春秋战国时期……产生了我国现在最早，内容最丰富的传统医学著作（《黄帝内经》），为我国传统医学理论体系奠定了基础。

《中国传统文化导论》第十一章第二节

中医学不仅把人体看作一个整体，而且把人和自然界也看作是一个整体。《黄帝内经》说："人以天地之气生，四时之法成。"……

《西方道教研究史》第六章第五节

在道教的道士和施医者中曾有过著名的内科医生如孙思邈，而医生们也曾将他们的医术建筑在一本非常接近道教传统的著作《黄帝内经》之上，直到西医出现之前，他们从未在其全部技术中抛弃仪式方面的内容，也从未在其病因学中抛弃灵魂的作用。

《光明日报·"与时俱进"解》

中医经典《黄帝内经》认为,人的性命状态有一定的变化周期。

《中国古代科学思想史》第六章第四节

"素问类"（或称为医学类）的名称,起源于现存而且时代最早的医学书籍——《黄帝素问经》。五行与生理方面事物的配合,自然是他们所肇造的。《黄帝素问经》的著成时代,是不能确定的,但是它的大多数篇章,至少也是在汉初写成的,还有一些,则可能是战国时代的作品。

《中国古代科学思想史》第三章第九节

这些性命双修的大师,都以长生之术闻名于世,这一点是很值得我们注意的。可能最典型的房中采战的资料是《素女经》,其风格颇似汉代的医药名著《黄帝内经》。

《中国古代科学思想史》

最后我们再说说另外两富于科学性味的派别。一类是"月令类"这一类人谈论的主题是原始农学的;另一类是"素问类"这一类人谈论的主题则是原始医学。

《玄境——道学与中国文化》第十一章

成书于战国时期的《黄帝内经》是一本专门的医学和养生学的著作。它从各个方面总结探讨了养生学说的理论和技术,是养生学在道学的推动下走向独立发展的开端。

《道教和中国医学·六》

《素问》是最古老的重要文献。它决定了现在中国医学的方向,所以其理论上的根据至今仍未丧失。

《道教和中国医学·九》

《素问》《灵枢》是医学之本,黄帝是道家之祖。《素问》《灵枢》虽非黄帝自作,然不出其流派。……从我国的医学来看,似乎可以说,其原型自古就与黄帝岐伯合一,即与仙道同出一源。

《道教·炼金术·炼金术的理论》

由于中国炼金术以延长人的生命为目的,所以对人体构造有很深的研究。当然,它逐渐与医学结合起来。《黄帝内经》集中国医学理论之大成,成书于西汉中期以后（约公元前1世纪初）。该书记载的生理学认为，阴阳二气和五行沿着脉搏在身体内循环，保护生气。保养生气要靠呼吸和食物。呼吸可以从宇宙中吸取气（能）。因此特别的深呼吸。食物变成血液在身体中循环。这种气和血称为气血，是生命的两大要素。

《道教·炼金术·炼金术的理论》

《黄帝内经·素问》和《黄帝内经太素》也记载了丹和水银。

《中国医学起源新论》第二篇《开篇词》

在《内经》中确定存在大量的天人观念，但它基本反映在一点：即强调人之生活必须与四时气候相适应，否则就会生病。而这一观念，毫无玄学，它深刻反映了人类在长达千万年的进化过程中，与一年四季之"来复"或曰"周而复始"气候条件的适应，它充分说明了"适者生存，用进废退"理论的正确性。

《易老与养生·绪论》

《胎息经》以后，特取《黄庭经》者，因其分为《内景》《外景》，既深入《参同契》的服气法，而又不放弃外丹的理论，并对人体作具体的解剖，属中医经典《内经》的发展。

《大道运行论》第五章第三节

……以及《黄帝内经》讲"太虚寥廓，肇其化元，布气真灵，揔统坤元。"

《易老与养生·自序》

更观马王堆出土的乙本《老子》前，尚有《黄帝内经》。此证战国中后期黄老已结合，且与邹衍的思想有关。今存唯一的中医理论典籍《内经》既托名于黄帝，又用阴阳五行，且准七八九六以当三才的整体，更可证实养生的理论本诸易老。

《易老与养生·绪论》

且当时早已流行的中医理论文献《内经》所用具体的思想方法，就是阴阳五行。《易》医是否同源，今人尚有不同的观点，如仅以《周易》的文字论，当然未可视之为一。唯能抽象认识易学当以象数为主，则殊途同归于阴阳五行，易学与医学当然同源。

《易老与养生·绪论》

《内经》一书约成于汉初尚黄老的时期，地点宜在燕齐，与"方仙道"派有关。阴阳五行、五运六气，本与易学象数可通，而其形式二千年来早已成为中医养生的理论基础。

《何新古经新解系列·总序》

《内经》是中国医学之源。

《老子》第五十章

以其生生之厚。

何新通解："《黄帝内经素问·上古天真论》：'今时之人不然也，以酒为浆，以妄为常，醉以入房，以欲竭其经，以耗散其真，不知持满，不时御神，务快其心，逆于生乐，起居无节，故半百而衰也。'"

《简帛典籍异文研究·异文的文字学价值》

《黄帝内经》里常见"炅"字，用法与"热"字十分相似，如《举痛论》有"炅气"一语，又言"寒则气收，炅则气泄。"用样用法也见于西北地区出土的居延汉简。……今本《老子德经》："静胜热。"帛书甲本作："靓生炅。"又帛书甲本《道经》："或炅或口。"乙本作："或热或有刭。"……

《中国古史寻证·简帛研究与学术思想·出土帛书与楚文化》

《五十二病方》和其他帛书医书经常用"知"字表示病的痊可，这是楚人的方言。中医最重要的经典《内经》也常用这个词。现在我们知道，《五十二病方》卷前的医学理论文字是《内经》的来源之一。由此可见，《内经》可能有相当大的部分是楚国的作品。

《包山楚简初探》第六章第一节

少气亦见于《黄帝内经》，如《气交变大论》云："民病疟少气咳喘。"

《包山楚简初探》第六章第一节

上气又见于《黄帝内经》，如《四时刺逆从论》云："春刺肌肉血气环逆令人上气。"

《古代中国科学范型》第十六章

《经典案例：〈内经〉的科学方法》：……由于中医学早在《内经》

中已奠定了自己的基本形态，故考察将围绕《内经》来展……

《中国文化概论·中国古代科技·中医》

春秋战国之际著名医生扁鹊在诊治中采用"望、闻、问、切"，形成了中医的传统方法。医学著作《内经》此时也出现了。这是一部医学理论和临床实践相结合的巨著，书中强调"整体观念"，成为传统医学以人体为一完整系统的整体诊治方法的指导思想，奠定了中医学的理论基础。

……

中国中医药学绵延数千年，至今仍有顽强的生命力，并且影响愈来愈显著。近代，在西方科技的冲击下，中国古代科技几乎全部没落而唯有中医药学生命常在，这种现象值得我们认真思考。

《严复》第一章第二节

《黄帝内经》是战国晚期形成的一部内容十分丰富的医学理论著作。在这部具有时代总结性的巨著里，对人体解剖、生理、病理、病因、诊断的基础医学理论，对针灸、经络、卫生保健等多方面医学知识都有系统的论述。全书18卷162篇，充满了朴素的唯物和辩证思想，成为后来医学史的奠基著作。

《太极哲学·〈黄帝内经〉的整体动态观》

《黄帝内经》（简称《内经》）是我国最早一部医学经典，其哲学基础属于太极哲学。……

《中国历史十五讲》第十三讲

成书于战国，托名为黄帝所作的《黄帝内经》，奠定了我国古代讲究整体性、辩证性的医学理论基础。

《道教文化十五讲·道教医学的流派根据》

查考《道藏》及其他道教丛书，我们可以发现祖国传统医学的许多基本的典籍都被收入其中，例如《黄帝内经》就是道门中人长久以来授受不绝的中医要典。这部著作奠定了中医基本理论的基础，道门中人相断传授此经典，可见在基本理论方面，道家是予以接受的。

《中国历史十五讲》第十三讲

《黄帝内经》和《神农本草经》共同构成了我国古代的医学体系。

《科学史十讲》第六讲

《黄帝内经·素问·气交变大论》中有一句总结性的话："善言气者，必彰于物。"就是说懂得气和气的作用的人，必将对于物质世界有深刻的了解。

《太极哲学·〈黄帝内经〉的整体动态观》

《内经》的哲学基础是元气一元论，万物由元气构成的观点在《内经》中比比皆是。《内经》不仅发展了气的学说，并使之进一步系统化，而且将其应用到医学，气象学等方面。

《古代中国文明十讲·简帛学与古代文物》

《内经》可能有相当大的部分是楚国的作品。

《中国哲学发展史（秦汉）》

《内经》认为，健康的人就是阴阳均平的人。

《中国哲学发展史（隋唐）》

但春秋战国时代，随着无神论思潮的兴起，先进的思想家几乎无不反对巫祝治病。这种社会背景，奠定了我国古代医学的思想基础，《黄帝内经》排斥鬼神。

《中国哲学发展史（隋唐）》

《黄帝内经》不是道教的著作。

《科学技术史》第四章

中医药学体系……创立于春秋战国时期，早期阶段的成就就以《内经》《伤寒论》《神农本草经》等著作为代表，经历代不断发展和完善，成为中国文化史上一份极其宝贵的遗产。

《科学技术史》第四章

中国的脉诊，很早就传到国外，除邻近的日本、朝鲜等国外，大约在10世纪时已传至阿拉伯，17世纪时传至欧洲，对世界医学的发展有着一定的影响。

《中国医德》第一章

中国传统医学以《内经》的产生为标志，形成好以天人相应思想为特色，为阴阳五色学说为理论基础的整体医学模式。

《玄境——道学与中国文化》第十章

中国自神农遍尝百草，黄帝针灸推拿，伊尹煎汤调液，彭祖运气导引，以至扁鹊著《八十一难经》，张仲景著《伤寒论》《金匮要略》，再加上《黄帝内经》——《素问》《灵枢》二书，从纪元前二千年到二百年间，中国医学无论在学说理论上，还是在临床实验上，不仅是完备，而且是高度的发达。在纪元二百年左右，华佗的外科医术也有了充分的发展记录。凡此辉煌的成就都是"中华大道文化"自然哲学思想系统下的硕果。

《玄境——道学与中国文化》第十章

在《黄帝内经》中，黄帝把脑子和人类的性格、脾气、心性和行动的关系说明得非常清楚详细。比起现代最新的脑科学的知识来，不啻为小巫之见大巫（详情参照拙著《道学的管理要旨》四川大学出版社出版。）现代脑科学把脑功能分为两部，左右各赋予人有不同性格。例如左脑令人富于理智思考；右脑予人艺术情感。因此产生 A（阳型）B（阴型）两型的人类。美国人 Btnnett W. Goodspeed 根据现代脑科学和最初步的阴阳学说联系起来，写了一木《道的股票学》（The Tou Jones Averages），教人买卖股票赚钱的本领。而黄帝时的脑科学不仅已将人分为阴阳两型，而且从阴阳两型又细分为多阳、少阴、多阴与阴阳和平五种型态。再有此而细分为五五二十五种型态。由此而诊断人由个性而来，容易感染的疾病和有效调治的方法，举凡保健、养生和治疗都因此知识而获得重大效益。

《古代中国科学范型》第十六章

在中国传统的科学中，医学是唯一能够保存至今并与西方医学相抗衡的学科。那么中国传统医学究竟凭借什么"立身"，又凭借什么"抵御"西方医学的冲击呢？这里打算选择科学方法这一角度来做些考察，因为我以为这一角度对于解释中医学在西方科学的冲击下何以仍能"游刃有余"很具有诱惑力和说服力。由于中医学早在《内经》中已奠定了自己的基本形态，故考察将围绕《内经》来展开。

一、《内经》科学方法的主要形式

《内经》的科学方法有许多，但以这样几种最为重要，它们是观象、归纳、摹略、构象、比类、宜物、揆度、参合。

《中国传统文化导论·中国古代科学技术》

所谓辩证整体性,就是在考察事物时总是将其作为变化的、运动的、发展的、相互联系的统一整体来把握。例如,中国古代认为天的运动与人类的活动有着密切关系,将天地人作为一个系统的整体,它们之间相互作用,相互影响。因此,天文学家在观测天象方面是很下功夫的,其结果是中国古代的天文学十分繁荣。中国古代的农学也是如此,十分强调天时、地宜、人事的相互联系,相互影响。

最能体现辩证整体性的是中国古代医学。临床辨证施治是祖国医学的一大传统。中医药学体系以中国古代盛行的阴阳五行学说,来说明人体的生理现象和变化,阐明其间相互关系,并将生理、病理、诊断、用药、治疗、预防等有机地结合在一起,形成了一套整体辩证的思维方式,作为医药学的基础。

在医学理论方面,中医药学虽以人体为对象,但是它始终将人体看作是自然界的一部分,而不是孤立地研究人体。实际上,人是从自然界分化出来的,在认识自然,改造自然时,是作为自然界的对立面存在的。而当人研究人体自身时,跟人研究自然中的其他事物一样,仍然将人返回自然整体中,这是符合现代的科学原则的。同西方医学相反,中医学并不将人体孤立于自然之外,而是把人体放在自然界整体运动和动态平衡中来研究,而且亦十分重视疾病与人体自身精神状态、生活习惯以及外部环境,尤其是气候变化对人的影响。在临床治疗中,它反对单纯的头痛医头、脚痛医脚,强调"治病必求于本"的原则,即把握住疾病的原因和本质,针对不同的情况进行辨证施治,即使是同种症状,也可能是不同病因引起的,因此应区别对待。

中医药学中的脉诊是一项独具特色的诊断方法。据《史记》记载,战国时扁鹊已能通过脉诊确定病人病情,然后对症下药,反映了当时已掌握了脉诊之法。脉诊的应用表明,中国古代的医生已掌握了脉象与身体各部分的相关关系,亦即关于心脏、血液与血管的关系,血流速度与人体健康的关系及呼吸和脉搏频率的关系。脉诊说明对人体整体性的认识已达到了相当高的地步。

在外科学方面，与西医只重视局部和体表的医治方法不同，中医坚持了整体的观念，既重视体表疾患的局部表现，更重视患者机体的内在变化。

中医学不仅把人体看作一个整体，而且把人和自然界也看作是一个整体。《黄帝内经》说："人以天地之气生，四时之法成。"中医学全面深入地探讨了人体五藏、六府、五官等与自然界五行、五季、五方、五气、五色、五味等之间的对应关系，建立了一整套完整的理论体系，其中关于人体生命活动时间节律的研究，如金元时所形成的系统的时辰针灸学——"子午流注法""灵龟八法""飞腾八法"，尤令世人叹为观止。正如美国物理学家卡普拉所说："中国有关身体器官的概念是指一个整体的功能系统，对这个系统必须与其相对应系统的有关部分一道，从总体上加以考虑。"

中医把人体与环境的平衡和谐看作是健康的基础。预防机体的任何一种失调是中医所要履行的职责。正如《黄帝内经》所说："夫病已成而后药之……比犹渴而穿井，斗而铸锥，不亦晚乎！"在西方医学中，具有威望的名医是对身体的某个具体部位有详细知识的专家，而中国的中医是哲人，他们懂得所有的人体各部分之间的相互关系，他们以人的整体而非以身体的局部病位为基础来治疗一个病人。

中国科学技术的辩证整体性是可贵的。但事物是极其复杂的，如果不会将每一系统的整体分解为部分而进行分析的研究，那么对整体的研究也是模糊的。虽然西方近代的机械的形而上学方法违背了事物的辩证整体性，但是它是科学发展所不可逾越的阶段，因此中西科学的思维模式需要有机结合，就如同中西医结合一样。

《中国医学起源新论》第二篇第三章第二节

在《内经》中记载了脑组织与"眼系（目系）"及"项中"都有密切联系。《灵枢·大惑论》在论述眼内的解剖结构时指出："裹撷筋骨血气之精而与脉并为系（眼系），上属于脑，后出于项中。"意思是：被筋膜包裹的视神经、血管等组织从视神经孔进入颅内，与脑组织相连，另有一支从颅底通向后项。《灵枢·动输》篇说："胃气上注于肺，……上走空窍，循眼系，入络脑。"这里更进一步指出：脑组织的营养物质是从眼系的血管输送来的。《灵枢·寒热病》云："足太阳有通项入于脑者，正属本，名曰眼系。"这一记录，与《大惑论》相呼应。《大惑论》从视神经孔向颅内、从颅底向后项讲述经脉走向，而《寒热病》则是从后项的枕骨大孔向颅底至前讲述经脉走向的。这些认识都是秦汉医家们的解剖实录，决非推导，是十分宝贵的。

《中国医学起源新论》第二篇第三章

《内经》中多次强调"脑为髓之海"，认为"骨空（孔）"是脑组织营养物质供给的通道之一，如《素问·骨空论》《灵枢·卫气失常》《灵枢·决气》《灵枢·五癃津液别》等都曾提及这一观点。甚至认为精液、鼻涕均属脑，指出："五谷之津液和合而为膏者，内渗入于骨空，补益脑髓，而下流于阴股。"（《灵枢·五癃津液别》）"泣涕者，脑也，脑者阴也。髓者，骨之充也。故脑渗为涕。"（《素问·解精微论》）古人的这些认识是基于当时的科学水平，无足为怪。正是由于上述认识，引出了以下病理理论。《灵枢·五癃津液别》说："髓液皆减而下，下过度则虚，虚故腰背痛而胫酸。"《素问·脉要精微论》："头者精明之府，头倾视深，精神将夺矣。"《灵枢·口问》说："故上气不足，脑为之不满，耳为之苦鸣，头为之苦倾，目为之眩。"《灵枢·海论》说："髓海有余，则轻劲多力，自过其度；髓海不足，则脑转耳鸣，胫酸眩冒，目无所见，懈怠安卧。"毫无疑问，这些理论都出于"脑为髓之海。"结合现代医学分析，《口问》和《海论》的这些记载，与现代医学中神经衰弱的临床症状近似。说明早在2000年以前，我们的祖先已认识到脑组织对全身的影响。

《中国医学起源新论》第二篇第一章

我国医学理论起源于殷商时期人们对耳、目、口、鼻生理功能的认识，尤其殷商时期一大批有学问的造字者们，是他们对人体心脏进行了多层次地解剖与观察，并将心脏内部的瓣膜、心脏底部的大血管记录在甲骨文"心"字之中，又留下了"心有七窍"的正确结论。是殷商时期的一在批学者，在探讨人体解剖、生理的基础上为创立中医理论开了一个好头。可以说，我国医学理论框架肇端于殷商，形成于秦汉时期，主要收集在《内经》之中，这已被医学界的学者们所公认。

《中国汉字文化大观·下篇·汉字与医疗》

中国的传统观念总是把医术与治国联系在一起。古之圣人,不居朝廷,必居医之间。医学与理国何其遥远,又何其相近!《黄帝内经素问》是中医学最重要的经典著之一。书中以黄帝与岐伯问答的形式论述人的生理、病理以及诊治方法等。黄帝是传说中远古时代的帝君,中华文明的创始者之一,岐伯则是学识渊博的巫医的化身。他精通天文地理、阴阳五行和人的祸福吉凶。关于医学中问题的讨论正是从对宇宙、世界和社会国家的总体把握中演绎出来的。

《说文解字论纲》第十一章第一节

又如"要/腰"。"腰部"的腰本作"要",读单 yāo。《说文·三上·臼(jú)》:"要,身中也。象人要自臼之形。从臼交省声。䙅,古文要。"段玉裁删"交省声"三字,并注:"按各本篆作䙅,'从臼'下有'交省声'三字,浅人所妄改也。今依《玉篇》《九经字样》订。顾氏、唐氏所据《说文》未误也……上象人首,下象人足,中象人䏊,而自臼持之,故从臼。"今出土的甲骨文未见"要"字,金文作䙅(《伯要殷》),象双手叉腰之形(指事字)。邵瑛《说文群经正字》:"此字俗作腰,隶作要。"《墨子·兼爱中》:"昔者楚灵王好士细要,故灵王之臣皆以一饭为节。"清毕沅校:"旧作腰,俗写。"《楚辞·离骚》:"户服艾以盈要兮,谓幽兰其不可佩。"宋洪兴祖补注:"要与腰同。"可见"要"的本义为人体胯上胁下部分,即身体的中部。故引申为系在腰间、邀请、相约、交往、半路拦截、约束、控制、求取、要挟、会合、察劾、纲要、关键、简略、会计、薄书、希望、索取、让、应当、将要、总之、如果等20来个义项。于是另造"腰"字以分担"要"字的本义为和部分与"腰"有直接联系的引申义如肾脏、裤腰、事物的中间部分、系在腰间、围裙等,其余引申义多由"要"承担,并多变其读音为 yào。《说文》无"腰"字,《玉篇·肉部》:"腰,髂也。"《素问·痿论》:"宗筋主束骨而利机关也。"唐王冰注:"腰者,身之大关节,所以司屈伸。"故"腰"、"要"都以"人体胯上胁下部分"为本义。异体字还有"䏊"字。

《中国文化史纲》第四章六节

　　汉代是古代医学的重要经验集成期,其代表作是战国时开始编纂、西汉修订充实成书的《黄帝内经》和《难经》。《黄帝内经》包括《素问》和《灵枢》,用朴素唯物主义观点解释生命起源、疾病成因、形神关系,并在各器官相互关系、生理及心理与人疾病的关系问题上,作辩证分析,奠定中医理论的基石。《灵枢》还记述了针刺技术。东汉末张仲景(150-219)著《伤寒论》《金匮要略》,强调"辨证施治"。名医华佗长于外科,用麻沸散作全身麻醉,又精于针灸,他还编"五禽戏",提倡体操运动。

《中国传统文化通论·专题文化》

　　中国的医学实际专指中医学,这是一个完整而博大精深的科学体系,在世界医学科学之林中占有重要的地位。早在春秋战国时期,中国第一部集医药学和养生学为一身的中医基础理论经典《黄帝内经》诞生。该书的问世结束了医学和养生学在实践和经验中摸索的阶段,使中医学和养生学成为具有自身独特体系的理论,为中医理论的发展奠定了基础。中医学的五大核心理论——阴阳五行学说、藏象学说、经络学说、形神学说和无人学说都始于此书。《黄帝内经》是假托黄帝之名,实际是春秋战国时期的诸多医学家共同完成的。《黄帝内经》包括《素问》《灵枢》共18卷,162篇。《素问》的内容偏重中医人体生理学、病理学、药物治疗学的基础理论。《灵枢》主要论述针灸理论、经络学说和人体解剖学。

《古代中国科学范型·范型篇上》

　　正是在这种"闲暇"的空间之中,古代希腊扔"培育了追求知识、发展学术(哲学、科学)的新态度"。而此态度的目的或特征正在于审视一切自然现象背后的本来面目。由此可见,学者传统不仅是由外在需要向内在兴趣转换的动力,又是由技术向科学转换的动力,还是由经验向理论转换的动力。

《古代中国科学·范型篇下》

　　经验与理论并重,一般与特殊相辅,分析与整合互补这三种结构定式的形成也是《内经》科学方法进入成熟状态的重要标志。这些结构定式规范了《内经》及其之后后科学方法大致朝全方位运动的格局和趋势。由于结构本身的合理配置，其使得科学方法不会发生大的偏摆，不易走向片面，不易产生极端，正是在这些定式的框架中，《内经》的诸多学科方法才获得了较全面的发展。

《中华古文明大图集·颐寿册》

《黄帝内经》所表达的整体论治概念，主要包括两个方面。其一，人体是一个有机的整体，牵一发而动全身，各藏府功能的强与弱，均会影响人体的生命过程；其二，人与自然环境密切相连，人是大自然的产物，提出并论证了"人与天地相应"的著名观点。

《黄帝内经》认为，人体结构的各部分都不是孤立的，通过经络相互联系沟通，成为不可分割的整体。在两千多年前，华夏医学家就已认识到人体各藏府的正常生理活动有赖于彼此密切协调。一个部位产生问题，都会引起全身性反应。

"天人合一"，是中国医学理论的著名命题之一。早在甲骨文中，就有许多关于疾病与天象变化相互关系的记载。经过漫长而系统的观察研究，华夏先民认识到人与大自然之间存在着十分密切的关系，认为人的健康与否，直接受到自然环境变化的影响。并告诫医家除精深医道外，还必须"上知天文，下知地理，中知人事"，这样才能准确地诊断疾病，对症下药。

公元 1729 年，法国天文学家德曼仁公布了他观察到植物叶片随昼夜变化周期性变动的结果，引起西方生物界、医学界对生命节律研究的日益重视。令人难以置信的是，早在两千多年前，华夏医家在强调"人与天地相参，与日月相应"的时候，就已认识到人体节律的产生是由于自然环境周期变化的结果。所以，即便是人的脉象，也会受到大自然周期变化的影响。

附录：甲骨金文医学资料

《殷契遗珠·六二〇》

卜殼贞御妇好子龙甲。

《小屯殷墟文字乙编·四〇七一》

乙巳卜殼贞有疒身不其龙。

《甲骨文字典》卷七

从人，从片，片像牀形，人之旁或有数点，像人有疾病，待箸于牀状而有汗滴之形。

《甲骨文字典》卷四

〔图〕一期菁五一　　〔图〕三期甲二六七四

徐中舒〔解字〕像鼻形。《说文》："自，鼻也，像鼻形"。

〔释义〕

一、鼻也。

"贞有疒自隹有蛊。"　　　　　　　　　　　　　　乙六三八五

二、己也。

"乙未卜殼贞勿隹王自正犹"。　　　　　　　　　　遗四八一

"贞叀王自往西。"　　　　　　　　　　　　　　　乙五三二三

三、由也，从也。

《甲骨文字典》卷七

〔图〕一期七七七九七　〔图〕一期前四，四，二　〔图〕一期后下一一九

〔图〕一期含四四一　〔图〕一期给一〇，六　〔图〕一期乙天三八五

〔图〕三期佚九六五　〔图〕四期粹一二六八

徐中舒〔解字〕从个人从片，片像牀形，个之旁或有数点，像人有

疾病，倚箸於牀，而有汗滴之形。《说文》："疒，倚也，人有疾病，像倚箸之形"。

〔释义〕

一、通疾，病也。"祸凡有疒"，乃卜辞成语，为罹疾之义。

"贞疒齿御于父乙"。　　　　　　　　　　　　前一，二五，一

"贞王疒不御"　　　　　　　　　　　　　　　甲三八二六

"贞疒止御于妣巳"　　　　　　　　　　　　　库九二

"丁酉卜殻贞杞侯熬弗其祸凡有疒"　　　　　　后下三七，五

"贞妇好祸凡有疒"　　　　　　　　　　　　　乙七一六三

二、疑为贞人名。　"疒卜"　　　　　　　　　佚九六五

《甲骨文字典》卷七

疾 一期后下三五，二　　一期乙三八三　　三期粹一五六八

徐中舒〔解字〕从大从矢，或作，同。李孝定谓像矢着人肊下会意，谓其来之疾也，与训病之疾本非一字，惟矢中人即有创病之义，与疾病之义近，而二者之形复不甚相远，后世遂以疒之篆文疾兼该疾病、疾速二义而炗亡矣，非疾之本义当训急速也。《甲骨文字集粹》按其说可参。《说文》："疾，病也，以疒，矢声。，古文疾，，籀文疾"。

〔释义〕

一、病也。

"癸酉卜贞亥祸凡又疾十二月"　　　　　　　合三六四

二、疑为人名。

归于　　　　　　　　　　　　　　　　　　粹一五六八

《甲骨文字典》卷三

厷，一期乙三〇六二　　一期乙七四八八

徐中舒〔解字〕象于臂肘上加指争符号以表臂肘之义，字形为《说文》字所本，……《说文》："厷，臂上也，以又从古文厷。古文厷。象形，肘，厷或从肉。"

〔释义〕

一、臂上也。"贞有疒厷曰小乂御于……"。

《甲骨文字典》卷十二

⿰女子 一期卜一八一　　⿰女子 一期天八八

⿰女子 四期邻三，四三，八

徐中舒〔解字〕：从女，从早子，与《说文》好字篆文形同。《说文》："好，美也，从女子。"按训美乃后起义。甲骨文好为女姓，即商人子姓之本字。

〔释义〕

妇好，人名，或丁诸妇之一。

"乙丑卜㱿贞翌庚寅妇好挽"　　　　　　　　　续四，二九，二

"壬申卜㱿贞令妇好从沚馘伐𢀛方受有佑"　　　粹一二三〇

"甲申卜㱿贞乎妇好先收人于庞"　　　　　　　前五，一二，三

"贞妇好有疒隹有蛊"。　　　　　　　　　　　乙四〇九八

《甲骨文字典》卷三

役 一期前六，四，一　　役 一期前六，一二，四

役 一期后下三二，八　　役 一期后下二六，一八

徐中舒〔解字〕

从殳从个人，与《说文》役之古文𢓱字形略同，𢓱当为役之伪。

〔释义〕

一、……。二、用为疫。

甲子卜㱿贞疒役不延　　　　　　　　　　　　乙七三〇一

丙子卜古贞御役　　　　　　　　　　　　　　前六，一二，四

《甲骨文字典》卷七

疒 一期，甲三二八〇　　疒 一期，乙二五九二　　疒 一期存二，四五九

疒 一期合二四一　　疒 一期人四四九

徐中舒〔解字〕从爿从𠂇从又，像人卧床上以手抚腹之形，会小腹有病之义，爿像床形；从又与从寸古每可通，故字形与《说文》篆文略

同。《说文》："疛，小腹病，从疒，肘省声"。

〔释义〕

一、小腹病也。

"丙辰卜殻贞妇好疛延🅐"   甲二○四○

二、用为动词，治腹病也。

"丁酉卜夬贞乎🅑疛克"   乙二二四四

《甲骨文释林·释殷》

甲骨文殷字作叙或🅒形，凡三见。

……

古文殷字像人由腑有疾病，用按摩器以治之。商器先篯有🅓字（臻定作殷），像病人卧床上，用手以按摩其腹部。

《甲骨文字典》卷二

徐中舒〔解字〕🅔，《说文》："㱽，齿蠹也，从牙，禹声。🅕齲，㱽或从齿"。甲骨文从齿从🅖它，与《说文》或体形近，古人以齿疾为齿内蠹虫所致。

〔释义〕

齿疾。勿于甲御妇絷㱽。

《甲骨文字典》卷七

🅗一期菁五

🅘一期簠杂六五

徐中舒〔解字〕从🅙从🅚，李孝定谓像一人卧而手舞足蹈，梦魇之状《甲字文字集释》卷七其说近是。🅙像床形，🅚或作🅛……《说文》："梦，寐而有觉也，从宀从疒，梦声……"

〔释义〕

一、寐而有觉也。

"庚长卜贞多鬼寐不至稿"   后下三、一八

"贞亚多鬼梦亡疒四月"   前四、一八、三

二、祸出之义。

"……祸王四固曰有希有梦真有来艰……七日已丑允有来艰自……方品　于我……　　　　　　　　　　　　　　　　　　　　　　著六

《甲骨文字释林·释衄》

甲骨文衄字作❍或❍，旧不识。按衄即古衄字，《说文》："衄，肿血也，从血䖏省声。朒，俗衄从肉䖏声。"按䖏乃后起字，应从衄省声，……衄字在甲骨文中仅四见，其所从之白，后世加上文饰作囟，这在甲骨文中同是一个字，而无文饰和有文饰则是时常互见的。

《甲骨文字释林·释鼎龙》

第一期大龟卜辞称："贞，㞢犬于父庚，卯羊○贞，祝氏之疒齿，鼎龙○疒齿，龙○不其龙。"（丙一二、一四、一六、一八、二○缺不其龙三字，以上五版大龟同辞）

《甲骨文字释林·释冀》

第一期甲骨文称："贞，王囚冀，其疒不龙"。（乙六八一九）……至于其疒不龙之龙，应读为宠。言其疾病不为鬼神所宠佑。

《甲骨文字释林·释皋酒才疒》

第一期甲骨文称："戊凫卜，宁贞，皋酒才疒，不以王古○贞，其从王古。"（二一二一）皋为武丁时著名的贵族臣僚，他时常从事祭祀和征伐。……皋酒才疒，是说皋因为饮酒而处在疾病期间，……不从王古，即不从王事。

《甲骨文字释林·释厷》

按厷为肱之初文。甲骨文的"㞢疒厷"（乙七四八八）和"疒厷"（京都四四七），是指肱腕有疒言之。

《甲骨文字释林·序》

五、火刑，甲骨文有❍字（前六·二一·五），象梵烧系索于颈之人于火上。甲骨文有巫妆（郑初下三八·六），又有奘字作❍（甲四二二），象焚巫于火上，即暴巫以气雨。……

《甲骨文字释林·释烄》

甲骨文闻之古文作❍，常见，有的也作❍，隶定作烄或㚯。……烄

字左从 ⿱, 即古欠字（详释次盗），聝字右上从耳，与欠相连。聝字的造字本义，象人之坐，用手掩其口，以表示静默，而从耳以听。……聝为闻字的初文，西周全文还未见昏字。周初金文聝字虽有讹变，但仍作闻字用。西周中叶以来的金文，既以聝为昏愚之昏，又以聝为婚媾之婚。敱䎽闻三字始见于晚周古文：敱字见于诅楚文的"绊以敱韇"，䎽字见于《说文·系传》的"古文闻"，闻字见于古鉨的"左司马闻鞫信鉨"。

《甲骨文字释林·释𡿧》

甲骨文称："壬寅卜，㱿贞，帚囗好冥，妫。王囗曰，其隹囗申冥，吉、妫（嘉）。其隹甲寅冥，不吉，𡿧隹女。"（乙四七二九）按隹即惟，惟训为，详《经传释词》。……上引甲骨文是说，帚好在囗申日生育则吉而嘉，意谓生男；在甲寅日生育则不吉，以至有害而生女。以生男为吉，以生女为不吉，乃商人重男轻女之表现。

《甲骨文字释林·序》

四、肉刑。甲骨文有刵字，作 ⿱ 或 ⿱，象以刀割鼻。甲骨文有𦫳字，作 ⿱，像以戈割耳（详释𦫳）。甲骨文中还有 ⿱ 字，颇多异构，象持锯（古称锯为锜，详马瑞辰《毛诗传笺通释·破斧》）断人之右足，商器簋文有 ⿱ 字（录遗一三三），象手持锯形，可资参证。

《甲骨文字释林·释具有部分表音的独体象形字》

六、第一期早期𠂤组甲骨文，有"弗疒朕天"（乙九〇六七）之贞，天字作 ⿱。此外，第一期甲骨文从天的字，如子䔿世谱的戍天字（影印拓本，也见库一五〇六），右从天作 ⿱。又奊字（乙三八四三）下从天作 ⿱。第一期晚期的天字也有作 ⿱ 或 ⿱ 者。甲骨文晚期天字习见，均作 ⿱，为了便于锲刻，故上部化圆为方。商代金文天字，一般作 ⿱。……前文的弗疒朕天，是占卜人之颠顶之有无疾病。

《甲骨文字研究·释祖妣》

后辟之后亦崇拜生殖之意。字于卜辞与毓为一，有 ⿱⿱⿱⿱⿱ 诸形。王国维曰"此字变体至多，从女从古（倒子形，即《说文》之 ⿱

字）。或从母从古，象产子之形。其从𣲒者则像产子时之有水液也。从人与从母从女之意同。以字形言，此字即《说文》育字或体毓字。毓从每（即母字），从㐬（即倒子），与此正同。故产子为此字之本谊。

《甲骨文字研究·释祖妣》

祝作或𥘦（"明"二二八片"王廿祀"）。宗或作𠂇（"后下"三叶六片，《类编》以为泉字重文，非也。）金文《叔钟》之一"用濼好宗"亦作𠂇。此由字形而言，T实上之倒县，其旁𣎆乃毛形也。金文示字其中𣎆更有肥笔作者，如《邋伯𣪘》之宗字作𠂇，《仲追父𣪘》之宗字作𠂇。《戒者鼎》"戒者作旅鼎，用匄称鲁俅，用妥𥄖录，用作文考宫伯宝尊彝"。俅字与录（禄）字对文，当是福字，从示北声，与福之从示畐声同。殷彝有《戈祝盉》，曰"戈𠂇作父丁彝"，此以卜辞之祝或作𥘦（"后下"廿三叶十七片）若𥘦（同上十九叶十片）例之，自是祝字。其为象形更显著，可知余说之非妄诞矣。知此则可知卜辞于天神、地祇、人鬼，何以皆称示，盖示之初意本即生殖神之偶象也。又凡从示之字，得此亦顿若明白如画。故宗即祀此神象之地，祀象人跪于此神象之前，祝象跪而有所祷告，祭则持肉目献于神。凡此等字均卜辞所有，且多未脱图画文字之畛域，揆其意实象形文字也。

《甲骨文字研究·释祖妣》

又典籍中用后之例均限于先公先王，其存世者则称王而不称后。卜辞亦如是。是则后若毓必王者之称谓之至古者，故其字已早为古语，而入后终至意义转变也。准此，余谓后乃母权时代女性酋长之称谓。母权时代，族中最高之主宰为母，而母氏最高之属德为毓，故以毓为王母之称。其用为先后字者，盖出于假借矣。

《甲骨文字研究·释祖妣》

第三，神事乃人事之反映，于神事有征者，于人事亦不能无征。

人称育己者为母，母字即生殖崇拜之象征。母中有二点，《广韵》引《仓颉篇》云"象人乳形"，许书亦云"一曰象乳子也"。骨文及金文母字大抵作𣎆，象人乳形之意明白如画。

别有奭字，于卜祭之例屡曰"王宾祖某奭妣某"，《戊辰彝》亦云"遘于妣戊、武乙奭"。罗氏以为赫字，谓"从大从二火，亦即召公名之奭，有配义"。然卜辞原字不尽从二火，亦无从皕作者，《类编》有十五种异形，并揭录之如下：

卷一十二叶二片。	同二叶四片。	同三叶七片。	同上二片。
同八叶一片。	同十七叶二片。	同上二片。	同卅一叶八片。
同卅三叶五片。	同卅四叶三片。	同卅七叶一片。	同上四片。
同上三片。	后上二叶三片。	同上一片。	

从二火者仅第一例而已。《戊辰彝》奭字作𤔔，亦非从二火若皕。禘审其字形，实象人形而特大其二乳也。余谓此即母字之别构，如祖丁之配曰妣己者，它辞均言"祖丁奭妣己"（凡五见，见上），然有一例曰"□辰贞：其求之于祖丁母妣己"（"后上"廿六叶六片），是奭与母为一之证也。唯此母字限用于先公先王之配偶，揆其初当系王母之意。此字形与欧洲各地所出土之生殖女神象"奶拏"（Nana）颇相类。"奶拏"之象均特大其乳，或以两手护其下，以为生殖崇拜之象征。余意如奭字形之雕象，将来必有发现于中国之一日。

《甲骨文字研究·释祖妣》

△若⊥实即且若士字之变，罗氏以与并与凸同者，非也。其在母权时代用毓以尊其王母者，转入父权则当以大王之雄以尊其王公。且已死之示称之为祖，则转世之示自当称之为王。祖与王，鱼阳对转也。

《甲骨文字研究·释祖妣》

知帝为蒂之初字，则帝之用为天帝义者，亦生殖崇拜之一例也。帝之兴必在渔猎牧畜已进展于农业种植以后，盖其所崇祀之生死已由人身或动物性之物而转化为植物。古人固不知有所谓雄雌蕊，然观花落蒂存，蒂熟而为果，果多硕大无朋，人畜多赖之以为生。果复含子，子之一粒复可化而为亿万无穷之子孙。所谓韡韡鄂不，所谓绵绵瓜瓞，天下之神奇更无有过于此者矣。此必至神者之所寄，故宇宙之真补即以帝为尊号也。人王乃天帝之替代，因而帝号遂通摄天人矣。

《甲骨文字研究·释祖妣》

又如后起之皇字，"金文中其器之稍晚者如《秦公敦》作𝌿、《鄦侯敦》作𝌿、《禾敦》作𝌿、《陈侯因𫊸敦》作𝌿、《齐陈曼簠》作𝌿、《齐子仲姜镈》作𝌿、《王孙钟》作𝌿、《沇儿钟》作𝌿、《郘公华钟》作𝌿，皆从王作。"而器之较古者如《毛公鼎》之𝌿、《宗周钟》之𝌿、《颂鼎》之𝌿、《善夫克鼎》之𝌿，则皆从士作。（罗氏以为从土，非也。）是则王与士为同一物之明证矣。

《甲骨文字研究·释祖妣》

是故士女对言，实同牡牝、祖妣。而殷人之男名"祖某"，女名"妣某"，殆以表示性别而已。

《甲骨文与商代文化·祭祀》

"贞，疾齿御于父乙"。（《合集》13652）牙齿有病向父乙进行御祭。

《甲骨文与商代文化·旧臣》

"贞，有疾止。唯黄尹老"。（《合集》13682 正）甲骨文的止，为趾之古字，本指脚。有疾止，意为脚有病。唯黄尹老，是"黄尹所灾害"。

《甲骨文与商代文化·诸妇》

"贞，于甲御帚（妇）嘉齬。"（《合集》13663 正甲）为妇嘉的齿有疾病祈求福佑以得痊愈而向甲进行御祭。齬，按字形结构当指虫牙，引申则表示齿有疾病。

《甲骨文与商代文化·诸妇》

"贞，妇婐娩，嘉。"（《合集》14022 正）

娩，即今所谓之分娩、生产、生孩子。由分娩就存在一个"有子"的问题：

"妇好有子。"（《合集》94 正）

"妇妌有子。"（《合集》13931）

"妇媒有子。"（《合集》13933 正）

"妇良有子。"（《合集》13936 正）

帚即妇是女性，分娩和有子（子包括儿子和女儿）是非常自然而正常的现象，殷墟甲骨文可以说是商代王室的档案，却有那么多刻辞加以记载，实在令人吃惊。从现在所能看到的材料，自西周一直到清代，有关这方面的王室记录，其数量都不能和商代相比。这一事实足以说明，帚（妇）在商代，也可以说是女性在商代，比起后代要受重视得多。而这种受重视，在一定程度上是母系社会影响的遗留。这应该是商代社会的特色之一，也应是容易被忽略的具有典型意义的一种有别于后代的文化现象。

《甲骨文与商代文化·祭祀》

"庚戌卜，眼耳鸣，侑御于祖庚羊百"。（《合集》220992）

《甲骨文与商代文化·神祇》

甲骨刻辞所说的"疾朕天"（《合集》20975）是指病了我的头顶（我的头顶有疾），即用其本义。

《甲骨文与商代文化·方国·四》

"子渔、疾目，告于父乙"。（《合集》）13619）子渔的眼睛有病要告于父乙，以求得福佑，可见商王的关心。

《甲骨文与商代文化·亲属》

"妇好娩，嘉？王占曰：其唯于娩，嘉：其唯庚娩，弘吉。三旬又一日，甲寅娩，不嘉，唯女"。（《合集》14002正）妇好要生孩子，好吗？商王占曰："丁日那一天生，好；庚日那一天生，大吉；到了三旬又一天的甲寅日生孩子，不好，因为是女的。这个女指的是女孩。"

《甲骨文与商代文化·诸妇》

"庚子卜，殸，帚（妇）婡娩，嘉。"（《合集》376正）娩，分娩，即生育。嘉，好。

《甲骨文与商代文化·诸妇》

"戊辰卜，王贞，帚（妇）鼠娩，余子。"（《合集》14115）妇鼠娩，即妇鼠分娩，是说妇鼠生了孩子。余子，是说我（商王自指）对这个孩子慈爱，即当作自己的孩子看待。

"贞，帚（妇）鼠娩，余弗其子。"（《合集》14116）有了否定副词不，整个意思正好和上一条辞相反。由这几条卜辞可以使人清楚地感到，妇姪和妇鼠的孩子并非商王之亲子。因为，商王对妇姪、妇鼠之子是否慈爱，是否当作自己的孩子，要经过占卜才能决定，这和因血缘关系必然慈爱自己的孩子有本质区别。

"旬又二日辛未，帚（妇）娧允娩，嘉。"（《合集》14017正）一旬又二天后的辛未日，妇娧果然分娩，好。

《甲骨文合集》2636正同版有这样几条刻辞：

贞，唯祖乙取（娶）帚（妇）。

贞，帚（妇）好有取（娶）不（否）？

贞，唯大甲取（娶）帚（妇）。

贞，帚（妇）好有 取（娶）？

贞，唯唐取（娶）帚（妇）好。

……

唯唐取（娶）帚（妇）好。

……此辞所讲"娶妇"，是指死后再婚。

"妇鼠娩。"（《合集》13960）

"妇共娩。"（《合集》13962）

"贞，妇娞娩，唯衣。"（《合集》13958）衣，祭名。全辞的意思是：妇娞分娩，要进行衣祭。

"妇娞娩。"（《合集》13961正）

"贞，妇姘娩。"（《合集》13953正）

"妇奻娩，嘉。"（《合集》14024）

"贞，妇婡娩，嘉。"（《合集》974正）

"妇婷娩，不其嘉。"（《合集》6905）

"贞，帚（妇）好不延疾。"（《合集》13711）妇好的疾病不延续。

"贞，王曰，有孕嘉。"（《合集》21071）

"贞，帚（妇）好孕。"（《合集》2682正）

"贞，帚（妇）婡娩，嘉。"（《合集》974正）

"甲申卜，殻贞，妇好娩，不其嘉。三旬有一日甲寅娩，允不嘉，唯女。"（《合集》14002正）妇好分娩，不好。三旬又一日的甲寅日分娩，一定不好，是个女的。

"辛未卜，殻贞：妇妌娩，嘉。王占曰：其唯庚娩，嘉。三月庚戌娩，嘉。"（《合集》454 正）

《甲骨文与商代文化·旧臣》

"丁亥卜，求黄尹燎二豕三羊卯六牛。五月。"（怀特 899）豕，被阉过的公猪。

《甲骨文与商代文化·祭祀》

"辛邪贞，其求"比于妣，庚、妣丙，一牢。"（《生南》750）

《甲骨文与商代文化·亲属》

"戊甲卜，求生五妣。"（《合集》22100）向五妣祈求生育。

《甲骨文与商代文化·亲属》

"其求生于祖丁母妣己。"（《合集》34083）向祖丁的配偶妣已祈求生育。

《甲骨文与商代文化·其他》

丙午卜，宾贞，侑于祖乙，十白豕。（《合集》1524）豕被阉割过的公猪。

《甲骨文与商代文化·其他》

"辛巳贞，其求生于妣庚、妣丙，牡、牡、白犬。"（《合集》34082）用公牛、公羊和白狗向妣庚、妣丙祈求生育。

《黄帝内经·素问》

《素问·脉要精微论篇第十七》："心为牡藏，小肠为之使。"

《素问·水热大论篇第六十一》："肾者，牝藏也。"

《灵枢·顺气一日分为四时第四十四》

肝为牡藏，其色青……心为牡藏，其色赤……脾为牝藏，其色黄……肺为牝藏，其色白……肾为牝藏，其色黑……

《灵枢·九针论第七十八》

腰尻下窍应冬至，其日壬子。

《中国考古学·商卷》第六章第六节

商代人牙周病的罹患率很高，上颌牙为 30%，下颌牙为 11%。这可能与死者身份低微，生活条件下而引起的营养不良有关。

《中国考古学》（夏商卷）第六章第六节

商代人龋齿罹患率明显现代人低，前者罹患率为43%，后者为16%。龋齿病的发生部位也不尽相同，即商代的以近中和远中颈部龋较多，咬合面龋较少。而现代人则以咬合面龋最多。（对安阳辉具出之人骨的口腔病理的调查）

《中原文物丛谈商代的文字——甲骨文和金文》

在同疾病做斗争中，殷人积累了医药方面的知识卜辞中记载了许多疾病的情况和名目，如"疾目""丧明""疾趾""龋"等，对人类的疾病有了一定的分类。

《中国古代科学思想史·图表·表2》

土𠄌，字形像是土地之神的男性生殖器形的祭坛。

《中国古代科学思想史·图表·表2》

公𠙹，仍然是男性生殖器的形状，特别看重在阴茎部位。传统的解释是说（许恢）这个字从八从厶。所谓"八犹背也"，又说："背厶（私）为公。"这是不能令人信服的。

《中国传统文化导论·中国古代科学技术》

从出土的殷墟甲骨文记载来看，约在公元前13世纪左右，我国就有关于腹内寄生虫病和蛀齿等病证的记述。

《中国历史十五讲》第三讲

历年出土的商代甲骨卜辞中有300多片同医学有关。

《中国古代文明十讲》第四讲

甲骨文可以确定的单字超过四千个，过去说五千大概多了一点，四千个字是没有问题的。同时可以保证，甲骨文的字绝对不是当时存在的所有的字，因为只是一种占卜的工具，不可能使用到所有的字，所以当时的文字肯定要超过五千甚至六千。有五六千个单字的一个文字系统，绝对不可能是一个原的文字系统，我想这是大家可以明白的。在这种情况下，我们可以推知甲骨文以前一定还有一个很长的历史阶段是我们没有充分认识，或者基本上不认识的。我们对于汉字的起源、它的本质上的若干问题，知道的确实很少，所以饶宗颐先生有一句话，他说谈文字最好不要谈第一义。第一义就是这字本义是什么。《说文》就最喜欢讲本义是什么，可是常常不对，今天我们看到了商代的文字，很多人也喜欢说这个第一义是什么，这比《说文》更好多了，可是有时候还有一定的困难，所以我们知道的确实很少。

《中国汉字文化大观·方块的奥秘》

甲骨文是刻在龟甲和兽骨（主要是牛的肩胛骨）上的文字，是现在能见到的最早的成批的汉字。甲骨文应用的年代主要是商代后期和周代前期，距今有三千多年的历史。迄今为止，出土的带字甲骨有十六万片，除少量属于西周时期的以外，都是商代后期的。当时是奴隶社会，科学文化还很不发达。人们不理解各种自然现象和社会现象发生变化的原因，认为一切都是鬼神操纵着，祖先的灵魂可以预知未来，可以决定人们的命运，所以当时盛行占卜。商代统治者每遇田猎、征伐、年景、生育、疾病等都要进行占卜，并把占卜结果记录下来。

《中国汉字文化大观·方块的奥秘》

至今所见的甲骨片上不同的字大约有四千五百多个，已识的有三分之一左右。从已识的甲骨文来看，它已经脱离了图画阶段而成为比较成熟的文字（少数甲骨上有文字与图画混用的情况），它不仅可以记录名词，还可以记录动词、形容词、数词；不仅可以记录一个个单词，还可以记录一句句完整的话；它不仅有大量的象形字和会意字，而且也有了一批形声字，假借字用得也很多；不仅可以记录具体事物，而且可以记录抽象事物、表示语法关系。行文成行，使得语意能够正确理解。总之，它已是能够成功地记录汉语的成系统的文字了。不过，它还存在原始阶段的某些特点。

《中国汉字文化大观·字里乾坤·斯文存古道》

"心"，甲骨文写作"♡"。这颇像一颗心的纵向剖面图，清楚地表现出左心房，左心室，右心房和右心室。可见，我们的祖先在殷商时期就已经对心脏的结构有相当准确的认识了。在五行中，心与火相配。随着心脏不断地收缩和舒张，血液被压射出心脏，并周流于全身，起着营养、温煦人体的作用。而这一特性也恰与火的温热、升腾特点相吻合，故而二者相配属。不仅在医学上人们把心和火连在一起，就连日常生活当中的语言也往往如此。如人们常挂在嘴边的"心急如火""忧心如焚"即如此。在对脏腑功能的认识上，古人有时也会出现错误。就拿"心"来说，古人认为人的思维活动是在心内进行的，这在中医学叫"心主神志"。当人出现精神方面的疾病时，中医大夫就用一些有安心神、养心血等功能的药物来治疗。这个观点从中医理论产生之时开始，直到现在，人们仍遵循它。当然这并不是说现代的中医大夫没有西医方面的知识，而只能说中医治疗只有依据中医的理论才能有效。尽管这个理论在一般的现代人看来似乎极难理解，但又有谁没用过诸如"心口如一""心领神会""心灵手巧""心细如发"等等一类的词呢？

《中国汉字文化大观·下编·汉字与家庭宗法制度》

有一些学者认为甲骨文的"帝"像花萼之形，应是"蒂"的初文。而"蒂"为花之本，故孳乳为人主之称，又用为天帝之义，则"亦生殖崇拜之一例"。

《中国汉字文化大观·下编·汉字与家庭宗法制度》

母样的"母"字古文作👤，与女（👤）字的区别在于多出两点。女子既为人母，即需乳育婴儿，在象形字"女"的有关部位加上表示乳房的两点而新造一个母字，是很聪明的办法。商代单称母也并不传指生身之母，凡父亲的合法配偶以及父亲兄弟的配偶也可称母，卜辞中与"多父"相对，又有"多母"。

《中国汉字文化大观·下编·汉字与家庭宗法制度》

"示"和"宗"

再说"宗"字。"宗"是个从宀从示的会意字。宀象屋宇之形，学者向无异议，问题是"示"表示什么。甲骨文中"示"最简单的形体作丁，或在上下加一短横作丅、丄，或在一竖两侧各加外撇的短斜画作示、示，而见于早期卜辞的较为原始的示字则作👤、👤等形。

一种意见把丁说成是牡器之形的且字的倒置和简化，旁垂短画乃毛形，且证以金文示字中竖或作肥笔，断言"示之初意本即生殖神之偶像也"。此说似乎言之成理。

另一种意见则称"示"本象征祭天神地祇用的木柱或石柱，其旁外撇的斜短画是表示系于其上的彩帛。植表（木柱、石柱）以象神之所在，其事于古有征。

还有一种意见指出"示"就是神主。示、主二字本一声之转，以卜辞与文献互证，可知示和主本是一字。比如卜辞中的殷室先王示壬、示癸，在《史记·殷本纪》中即作主壬、主癸。卜辞称报乙、报丙、报丁三位先王为"上甲三匚"，"匚"是盛主之龛而"示"在其中，显然"示"就是"主"。甲骨文中有一从示从石之字，当即《说文解字》释为"宗庙主"的祏字。最早的神主是石制的，早期的"示"字正象其形，后来演变为 丅丅工 等形，较后起的 主 可能就是"主"字所从来。在一横上再加短横或在一竖旁加斜短画，似与当时神主的形制或附加的饰物有关，也可能起繁饰或区别的作用，这也是文字发展的常例。

《中国医学起源新论》第二篇第二章第60节

其一，《管子·内业》记载："凡心之刑，自充自盈……灵气在心，一来一逝。""自充自盈"与"一来一逝"，恰好从两个方面反映了活体心脏的缩、舒过程，它可能是管子时期人们对某种动物活体解剖的结果；其二，从心字的演绎情况看，在管仲之后七十余年的齐灵公时期的"叔候镈铭""叔候钟铭"中的心字，分别写作"ᗐ"和"ᗑ"，都突出了心脏底部的四条大经脉，它是齐景公时期总结出"心有四支，故心得佚焉"的基础；其三，在《管子》中，反复强调"心之在体，君之在位也"（《心术上》），"水者，地之血气，如筋脉之通流者也"（《水地》），"如百体之从心"（《立政》）。上述史料都是公元前六七世纪时齐国的史料，从总结上反映了齐国的医学理论水平，所以齐景文的话，绝不是没有证据的，心之经脉调节理论首先在齐国产生是可信的。

《历史文物的美学研究》

殷商卜辞中常有卜问妇女分娩的话，如："妇鼠分娩好吗？""妇女分娩不会好吧？"上古妇女和他们的亲人好像特别担心分娩时刻，他们总是反复地卜测妇女分娩到底是难产还是顺产。大概正是这种对分娩的担忧，人们开始崇祀于羊，因为羊生小羊，胞衣不破，滑溜顺利，母羊没有太大的痛苦。《诗经·大雅·生民》笃姜嫄生后稷，"诞弥厥月，先生如达，不拆不副"，像母羊生小羊羔一样，（"先生如达"的"达"

即小羊羔的意思)。这种不痛苦的畅顺滑美的"羊"式的分娩成了神奇值得称颂的现象。

由此,我们再搬出商代青铜器"父乙簋"来,看一看簋上"美"字的写法就恍然大悟了。那一个"美"字被写成一个孕妇模样。她挺着一个将要临产的大肚子,头戴羊骨或羊角,祈求从羊身上吸收顺利娩子的生殖灵气,以避免分娩时的痛苦。可见中国人最初的"美"字,是羊生殖崇拜的拆光,是宗教祈求中的祥美,是分娩安顺没有肉体痛苦的畅美。